JN305389

PTSDの持続エクスポージャー療法ワークブック
―トラウマ体験からあなたの人生を取り戻すために―

バーバラ・O・ロスバウム
エドナ・B・フォア
エリザベス・A・ヘンブリー

監 訳

小西聖子
金　吉晴

訳

本田りえ
石丸径一郎
寺島　瞳

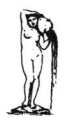

星 和 書 店

Reclaiming Your Life
From a Traumatic Experience

Workbook

by

Barbara O. Rothbaum, Ph.D.
Edna B. Foa, Ph.D.
Elizabeth A. Hembree, Ph.D.

Translated from English

by

Takako Konishi, M.D., Ph.D.
Yoshiharu Kim, M.D., Ph.D.
Rie Honda, Ph.D.
Keiichiro Ishimaru, Ph.D.
Hitomi Terashima, Ph.D.

English Edition Copyright © 2007 by Oxford University Press, Inc.
Reclaiming Your Life From a Traumatic Experience-Client Workbook
was originally published in English in 2007. This translation is published
by arrangement with Oxford University Press
Japanese Edition Copyright © 2012 by Seiwa Shoten Publishers, Tokyo

本書をお読みいただく方へ

　本書は，持続エクスポージャー法（prolonged exposure therapy：略してPE）を受けようとしている外傷後ストレス障害（posttraumatic stress disorder：PTSD）症状を持つ方のためのワークブックです。治療者向けのマニュアルである『PTSDの持続エクスポージャー療法』（星和書店）と組になっています。

　PEは，2012年現在，「最も高いレベルのエビデンスを持つ」PTSD治療のための心理療法です。簡単に言えば，良質な科学的研究で，PTSD治療に効果があることが，繰り返し証明されている治療法です。

　PTSDを持っている人は，そうでない人にはわかりにくい部分で，困難を抱えています。眠りに落ちるたびにとても怖い夢を見るので，寝ること自体が怖くなってしまって，生活がめちゃくちゃになっている人。人のそばに行くと気持ちが悪く苦しくなるので，朝の電車に乗れず，会社や学校に行けなくなってしまっている人。「思い出したくないのに，トラウマを思い出して苦しくなる」というような，簡単な症状の説明では説明しつくせない困難が，日常生活にはたくさん横たわっています。

　そのようなPTSDの症状が生じるわけを知り，対処する方法を学び，繰り返し実践することで症状を軽減していくのがPEです。しかもこの治療はかなり短い期間で，長くても4カ月程度で終了します。

　けれどもPEは魔法の治療法ではありません。本書に書いてあるように，PTSDを持っているからといって誰にでも適用できるわけではありませんし，患者さんの治療法への理解や治療への意欲，さらに何といっても，大きな努力を必要とします。治療者にとっても治療を受ける患者さんにとっても，決して楽な治療ではありません。治療経験を持つ立場からすると，患者さんが「ええっ，そんなことはとてもできない」と初

めには言われるようなことを，安全にやっていく方法を話し合って考え，実際にやれるようにサポートするのが，PE 治療者の仕事です。

　本書は独習書ではありません。この本で PE の治療の原理を学ぶこと，治療の実際について知ることは問題ありませんが，PE はトラウマを持つ人が 1 人で自己治療をやるようには作られていません。PE をやるためには，まず，正確な症状評価が必要ですし，訓練を受けた治療者のサポートが必要です。PE は安心できる治療者と共に，安全な場所で行ってください。

　どんな人が PE の適応となるか，PE がどういう理論に基づいて開発されたか，どんなところが大変で，どんなところがいいところか，そういうことについては，本書の前半にくわしく書かれています。原著者であるエドナ・B・フォア教授らの論理的でていねいな説明をお読みください。そして PTSD の治療に「適切に」役立ててください。

2012 年 5 月
小西聖子

目　次

本書をお読みいただく方へ ……………………………………………… iii

第1章　はじめに …………………………………………………… 1
　　本章の目標　1
　　PTSDとは　1
　　持続エクスポージャー療法（PE）とは　3
　　情動処理理論とは　5
　　どうやってこの治療プログラムは開発されてきたのでしょうか　8
　　この治療プログラムの利益とリスク　9
　　　　1．利益　9
　　　　2．リスク　10
　　その他の療法　10
　　薬の役割　10
　　治療プログラムの概要　11
　　セッションの構造　11

第2章　このプログラムはあなたに適しているでしょうか？ …… 15
　　本章の目標　15
　　持続エクスポージャー療法（PE）は
　　　　どんな人に適しているのでしょうか？　15

1. アルコール・薬物の乱用や依存　18
　　　2. 危険な住環境・労働環境　19
　　治療への意欲を高める　20

第3章　セッション1 …………………………………………………… 25
　　本章の目標　25
　　プログラムと治療手順の概要　25
　　情報を集める　29
　　呼吸再調整法を学ぶ　30
　　呼吸再調整法のやり方　31
　　　1. 練習の目的　31
　　　2. 呼吸の仕方　32
　　セッションのテープを聴く　32
　　治療の理論的裏づけ——エクスポージャーによる治療は
　　　どうして効くのでしょうか？　33
　　宿　題　36

第4章　セッション2 …………………………………………………… 37
　　本章の目標　37
　　概　要　37
　　宿題のふりかえり　38
　　よく見られるトラウマ反応について話し合う　38
　　よく見られるトラウマ反応　39
　　　1. 恐怖と不安　39

目 次　vii

　　2. トラウマを再び体験すること　40

　　3. 覚醒が高まること　40

　　4. 回避　41

　　5. 怒りと苛立ち　42

　　6. 自分を責める，自分を恥ずかしいと思う　42

　　7. 悲しむことと落ち込むこと　43

　　8. 自己イメージや周りの世界に対する見方の変化　43

　　9. 性的関係　44

　　10. アルコールと薬物　44

現実エクスポージャー　44

SUDSとは　48

現実エクスポージャーの階層表の作成　50

　❖現実エクスポージャーのための不安階層表　52

トラウマ体験者が回避する典型的な状況　54

不安階層表を作成するときの安全性の配慮　55

現実エクスポージャーのやり方　55

一歩ずつ進める現実エクスポージャーのモデル　56

　　1. 手引き　56

　　2. 例：ショッピングセンターに行く　56

現実エクスポージャーの宿題　57

宿　題　59

　❖宿題記録用紙　60

　❖現実エクスポージャー宿題記録用紙　61

第5章　セッション3　65

　本章の目標　65

　想像エクスポージャー　65

　長期間，あるいは多数のトラウマ体験　66

　治療の原理——想像エクスポージャー　66

　想像エクスポージャーの実施　71

　想像エクスポージャーの処理　72

　励ましの言葉　74

　宿　題　75

　　❖想像エクスポージャー宿題記録用紙　78

　　❖宿題（セッション3〜10）記録用紙　79

第6章　問題を予測し，解決する　81

　本章の目標　81

　治療モデルの重要性　82

　現実エクスポージャーと想像エクスポージャーの効果的な施行　83

　　1．現実エクスポージャーの修正　83

　　2．想像エクスポージャーの修正　85

　　3．アンダー・エンゲージメント　86

　　4．オーバー・エンゲージメント　87

　効果的なエクスポージャーを妨げるもの　89

　　1．回避　89

　　2．怒りなどの否定的な情動　90

第7章　中間セッション
　　　　　—セッション4から治療の終結まで— ……………… 93
　本章の目標　93
　宿題のふりかえり　93
　想像エクスポージャー　95
　ホットスポット　96
　想像エクスポージャーの処理　98
　現実エクスポージャー　99
　宿　題　100

第8章　最終セッション …………………………… 101
　本章の目標　101
　想像エクスポージャー　101
　治療プログラムで学んだスキルをまとめる　102
　卒　業　106

監訳者あとがき—恐怖を安心に変えるために— ……………………… 109
索　引 ………………………………………………………………… 110
監訳者・訳者略歴 …………………………………………………… 112
著者略歴 ……………………………………………………………… 113

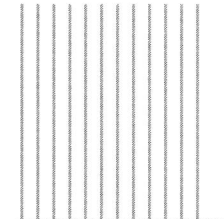

第 1 章

はじめに

本章の目標

- 外傷後ストレス障害（posttraumatic stress disorder：PTSD）の特徴を理解します
- 持続エクスポージャー療法（prolonged exposure therapy：PE）について学びます
- どのようにこのプログラムが発展してきたかについて学びます
- その他，このプログラムに関することを理解します

PTSDとは

　外傷後ストレス障害（PTSD）は，不安障害のひとつです。PTSDが起きてくるのは次のような場合です。命の危険や身体的な統合性の危険が実際に起こったとき，または，そういう危険が生じていると本人に感じられるようなとき，その出来事を体験するか目撃した後にPTSDが生じることがあります。こういう出来事が起こると，人には恐怖やぞっとする感じ（戦慄）や無力感などが生じます。表1.1にPTSDの3つの症状のグループについて示しました。この3つは次のようにまとめられます（p.3）。

表 1.1 外傷後ストレス障害（PTSD）の症状

再体験症状	回避症状	過覚醒症状
・出来事の反復的，侵入的，苦痛な想起で，それは心像，思考，または知覚を含む ・出来事についての反復的で苦痛な夢	・外傷と関連した思考，感情，または会話を回避しようとする努力 ・外傷を想起させる活動，場所または人物を避けようとする努力	・入眠，または睡眠維持の困難 ・いらだたしさまたは怒りの爆発
・外傷的な出来事が再び起こっているかのように行動したり，感じたりする（その体験を再体験する感覚，錯覚，幻覚，および解離性フラッシュバックのエピソードを含む，また，覚醒時または中毒時に起こるものを含む）	・外傷の重要な側面の想起不能	・集中困難
・外傷的出来事の1つの側面を象徴し，または類似している内的または外的きっかけに暴露された場合に生じる，強い心理的苦痛	・重要な活動への関心または参加の著しい減退	・過度の警戒心
・外傷的出来事の1つの側面を象徴し，または類似している内的または外的きっかけに暴露された場合の生理学的反応性	・他の人から孤立している，または疎遠になっているという感情 ・感情の範囲の縮小（例：愛の感情を持つことができない） ・未来が短縮した感覚（例：仕事，結婚，子供，または正常な寿命を期待しない）	・過剰な驚愕反応

出典：アメリカ精神医学会（編），高橋三郎・大野裕・染矢俊幸（訳）：DSM-IV-TR 精神疾患の診断・統計マニュアル．2002，医学書院（一部改）．〔American Psychiatric Association: Diagnostic and Statistical Manual of Mental Disorders（4th ed）—Text Revision. 2000, Washington, DC: Author〕

■トラウマが再び起こっているように行動したり，感じたりすること（再体験）
■トラウマを思い出させるようなものを避けること（回避）
■覚醒しすぎた状態になること（過覚醒）

　トラウマ的な出来事があったすぐ後に PTSD 症状が生じてくることはよくあることです。けれども，ほとんどのトラウマ体験者の場合には，これらの症状は，自然にだんだんと軽くなっていきます。しかし，時には，PTSD 症状はそのまま残り，慢性的になって，それまでと同じように日常生活を送ることができなくなります。もし，あなたがそういう状態であれば，持続エクスポージャー療法（以下 PE）に基づいたこのプログラムが役に立つでしょう。

持続エクスポージャー療法（PE）とは

　PE とは，トラウマの被害者がトラウマの体験を情動的に処理していくことを助ける方法です。PE は，PTSD 症状やトラウマのために起きている問題を軽減します。不安障害のためのエクスポージャー療法には長い歴史があり，その歴史からこの持続エクスポージャーという名前が生まれたのです。この治療では，安全だけれども不安を喚起させる状況に向き合うように，患者さんをサポートします[訳注1]。過度な恐怖や不安を減らしていくためです。エクスポージャーの原則は私たちにとってなじみぶかいものです。たとえば，馬から振り落とされた人に「さあもう一度，馬に乗ってみましょう」と勧めるというのが，古典的なエクスポージャーの例です。そうすることで，その人はまた落ちるかもしれないという恐

訳注1）エクスポージャー（exposure）とは何かにさらすこと。たとえば太陽の光に肌をさらす，というように。不安を喚起するものに「向き合う」ことからエクスポージャーという名前がついています。

怖を克服して，恐怖が過剰に高まることを防ぐことができます。

　PEのもうひとつの源はPTSDの情動処理理論（emotional processing theory）にあります。この理論が強調しているのは，トラウマ的な出来事を頭の中で，消化し処理していくことがPTSD症状を軽減させることに役立つということです。このワークブックでも情動の処理を強調していますが，それは情動の処理がPTSDの症状を効果的に減少させるからなのです。情動処理理論についてはこの次のところでもっとくわしく説明しましょう。

　PEには以下の手続きがあります。

■一般的なトラウマ反応についての心理教育
　トラウマに対してあなたの独自の反応があるのと同時に，たくさんの人に同じような反応があることについて，治療者と話し合っていただきます。
■呼吸再調整法
　自分を落ち着かせるための呼吸法をお教えします。
■現実（実生活での）エクスポージャー
　トラウマ的な出来事を思い出させたり，不安にさせたり苦痛を起こさせたりしないように，あなたが避けている状況や活動に繰り返し向き合っていただきます。
■想像エクスポージャー（想像の中でトラウマ記憶に立ち戻って話すこと）
　トラウマ記憶を，繰り返し，時間をかけて話していただきます。

　現実エクスポージャーと想像エクスポージャーが，この治療の中心になります。この治療法が選択されてきたのは，何か特定のものに対する恐怖症やパニック障害，社会不安障害，強迫性障害などの不安障害に苦しむ人々の不安や苦痛を効果的に軽減することが数多く実証されたため

です。ここ 20 年間の研究で，PTSD やトラウマに関連した抑うつ，全般的な不安，怒りなどを軽減することに PE が効果的であると示されたことについては，次の章でお話しします。もちろん，あなたも必ず良くなると保証することはできませんが，本当にたくさんの人たちがこのプログラムに助けられているので，あなたにとっても役立つと私たちは期待しています。

　現実エクスポージャーと想像エクスポージャーの目的は，トラウマに関連する記憶や状況に向き合うことによって，トラウマとなった出来事に対する情動を処理していくことです。これによって，トラウマの「記憶」やその記憶に関連する状況や行動は，トラウマ「そのもの」とは違うのだということがわかります。この治療はその気づきを強力に促します。安全にトラウマについて思い出したり，安全にトラウマを思い出させるものに近づいたりできるということがわかってきます。最初に感じる不安や苦痛は，次第に減少し，あなたはやがてこの不安に耐えられるようになります。そして，最後には，あなたが PTSD から自分の人生を取り戻すことを，この治療法が手助けしてくれます。

情動処理理論とは

　PE は情動処理理論に基づいて E. B. フォアと M. J. コザックが開発しました。PE は，不安障害を理解し，エクスポージャーが不安症状を軽減する仕組みを理解する方法として開発されたのです。情動処理理論は，恐怖は，危険を回避する一種の「プログラム」として記憶に再現される，という考えに基づいています。恐怖という認知構造は，私たちが恐れているものについてのさまざまな情報から成り立ちます。恐怖刺激（例：熊）や恐怖反応（例：心拍数の増加），刺激に関連した意味（例：熊は危険），さらにこれらへの反応（例：早い心拍数は私が怖がっていることを意味している）などです。もし現実的な脅威が存在していて，

それが正常な恐怖であれば，その恐怖構造の情報は実際の危険に対してもっとも効果的に反応するために役立ちます。たとえば，熊が出たときに恐怖や怯えを感じて逃げようとすることは適切な反応ですので，その恐怖は正常で役に立つものです。

フォアとコザックによると，この恐怖構造が問題となるのは次のような場合です。(1) 恐怖構造の情報が実際の世界とは食い違っているとき，(2) 本当は安全な刺激なのに，それがきっかけとなって生理的反応や逃避／回避反応が起きているとき，(3) 恐怖を感じることが日々の生活の妨げになっているとき，(4) 安全な刺激や反応を危険であるとみなしているとき。フォアとコザックは，こういう非現実的で異常な恐怖構造をうまく修正して，不安症状を軽減するためには，2つの条件が必要であると言っています。1つめは，その人の恐怖や不安が引き起こされ活性化すること。恐怖や不安が活性化されないことには，恐怖構造を修正することができません。2つめは，それまでの非現実的な恐怖構造の情報（トラウマについて話したり考えたりすれば，私はおかしくなってしまうだろう）を，現実的な情報（トラウマの出来事や記憶について話しても，私はおかしくなったりはしない）に置き換えること。エクスポージャーはこの2つの条件を満たしています。

恐れているものに向き合うことで，不安が高まりすぎて，「コントロールを失ってしまうのではないか」「おかしくなってしまうのではないか」と考える人もいます。しかし，恐れているものに治療となる方法で向き合えば，その考えはどこかに消えていくことが，研究により明らかになっています。フォアと同僚の研究者たちは，この治療がPTSDの人にいかに有効であるかを示した多くの論文を発表しています。

なぜトラウマ被害者の中にはPTSDになる人とならない人がいるのだろうと，不思議に思われるかもしれません。情動処理理論では，トラウマ記憶をしっかり処理していくことがうまくいかないと，PTSDの慢性化を招くといわれています。ですから，PTSD治療の目標は情動の

処理を促進するということです。恐怖を引き起こす刺激にエクスポージャーすると，それに関連する恐怖構造の活性化が起こります。同時に，エクスポージャーは，そのときに恐れているようなことが起きる可能性がどの程度であるのか，また起こったとして実際に何が困るのかについて，現実に即して考えるための情報を与えます。外界の危険に対する恐怖（例：再び暴行を受けるのではないか）が否定されるだけでなく，不安そのものについての役に立たない不正確な信念も，エクスポージャーを通じて否定されます。たとえば，「恐ろしい刺激がある限り自分の不安は終わらないだろう」「不安のせいで自分は〈コントロールを失って〉，〈おかしくなってしまう〉だろう」という思い込みなどは間違っていたことがわかります。こうした新しい情報は，エクスポージャー療法を行っている間に学習されて恐怖構造を変え，恐怖構造が変わることで，次にその状況に向き合うときには恐怖がより少なくなります。そうやってPTSD症状は軽減するというわけです。

恐怖構造を頭の中で活性化させること，自分のほうから努力してトラウマに関連した考えやイメージに向き合うこと——つまり想像エクスポージャーと現実エクスポージャーを行うこと，そしてあなたが恐れていることは実際にはもう起こらないのだということを学ぶことで，PEはPTSD治療に効果を持つのです。

トラウマ記憶やトラウマを思い出させるものに向き合うことによって，思い出しても耐えることができることを学びます。また，何も悪いことは起きないということ，さらに，恐れていることに向き合っている間でさえも不安は徐々に減ってくるということを学びます。しかも，自分がおかしくなったりコントロールを失ったりはしないということもわかってきます。想像エクスポージャーと現実エクスポージャーによって，あなたはトラウマ的な出来事と，それに似てはいるけれども，実際には危険ではない出来事の区別ができるようになります。その結果，自分のトラウマはある特定の場所と時間に起きた過去の出来事だったのだ

と思えるようになり，世界はすべて危険であるとか，自分にはそれに対処する力はないといった感じ方や考え方をしないようになります。PTSD になっている人は「トラウマとなった出来事について考えるだけでも，被害がもう一度今ここで起こっているように感じてしまう」と話すことが多いですが，トラウマ記憶へのエクスポージャーを繰り返すことを通じて，過去と現在が区別できるようになるのです。また，トラウマ体験を思い出すことでどれほど取り乱したとしても，再び被害を受けるわけではなく，その出来事について考えることは危険ではないことに気づきます。

　繰り返し想像エクスポージャーを行うと，自分に起きたことについてこれまでとは違った考え方ができるようにもなります。たとえば，自分が加害者にもっと抵抗するべきだったということで自分を責めている人は，もし抵抗していたらもっと大きな被害を受けていたかもしれないことに，まもなく気づきます。こうした変化のすべてが，PTSD 症状を軽快させると同時に，自分が自分をコントロールしており，自分にはちゃんとした能力があるのだという感覚を取り戻させるのです。それぞれのセッションで想像エクスポージャーの後，やってみて何を体験したか，どのように感じ，何を考えたか，また，時間が経つにつれてどのように変化していったかなどについて治療者と話し合います。この「処理」の時間もまた，あなたの恐怖構造を変えることに役立ちます。

どうやってこの治療プログラムは　　開発されてきたのでしょうか

　私たちは，ペンシルバニア大学の不安治療研究センター（Center for the Treatment and Study of Anxiety：CTSA）において，PE のプログラムを開発してきました。ここ 20 年間，私たちは厳密なコントロール研究を通じて何百人もの患者さんに PE を実施しました。さらに，さま

ざまな治療設定や国籍を持つ多くの治療者を訓練し，この治療を実施できるようにしました。私たちは臨床経験と研究の成果を踏まえて PE を進化させ，次章で述べるような現在の形を作り上げました。PE については多くの大学で研究が行われ，アメリカの地域の臨床機関の治療者たちによって実践されました。さらに，世界中の多くの国，たとえばイスラエル，日本，オーストラリア，ヨーロッパなどでも用いられています。フォアは，この治療法が使えるように世界各国の治療者を訓練し，今でも多くの治療者を訓練し続けています。

　PE の有効性は多くの研究によって支持されたので，この治療プログラムは 2001 年に米国保健福祉省薬物乱用・精神保健サービス部門（Substance Abuse and Mental Health Service Administration：SAMHSA）から，「模範的薬物乱用防止プログラム表彰」を受け，全国普及のモデルプログラムとして認められました。私たちは PE が大変多くの人に役立っているということをとてもうれしく思っています。そして，より多くの人がこの治療法を使えるようにとの思いでこの本を書いています。

この治療プログラムの利益とリスク

1．利益

　PE についての 20 年に及ぶ研究によって，PTSD 治療としての PE の優れた効果は明らかであるとする知見が得られています。ほとんどすべての研究が，PE は PTSD 症状だけでなく他のトラウマに関連した問題，たとえば抑うつや全般的な不安も減少させることを示しています。この治療を受けることで，患者さんは自分本来の生活を取り戻すことができるようになるのです。

2. リスク

PEの主なリスクは，治療の中で特に不安を喚起するイメージや記憶，状況に向き合ったときに不快感と苦痛が生じることです。PEはあなたがこれらの感情や反応に触れるように作られており，特に最初は頻繁に苦痛を感じると思います。PEはよく訓練された治療者と一緒に行ったほうがよい，という理由はここにあります。治療者はあなたがPEを行うことを助けてくれるからです。症状は良くなる前に，一時的に悪化します。しかし，あなたがそこでがんばれば，長い目で見た場合には前よりずっと良い気分でいられるとしたら素晴らしいことです。それだけの価値があるのです。

その他の療法

PEをはじめとするエクスポージャー療法の他に，効果が認められている認知行動療法（CBT）としては，ストレス免疫訓練（SIT），認知処理療法（CPT），認知療法（CT），「眼球運動による脱感作と再処理」法（EMDR）などがあります。

薬の役割

これまで，米国連邦食品医薬品局（U.S. Food and Drug Administration：FDA）からPTSDの治療薬として適応を認められた薬はゾロフト（日本での商品名：ジェイゾロフト）とパキシルだけ[訳注2]です。たいていはこの治療を始める前，すでにPTSDやうつ病に対する薬やその他の適切な薬を服用しています。もしあなたがすでにこれらの薬を飲んでいるにもかかわらずPTSDに苦しんでいるようなら，薬は服用

訳注2）2012年現在，日本ではPTSD治療に対して，ジェイゾロフト，パキシルとも保険の適用にはなっていません。薬物療法については，医師にご相談ください。

したままで，PE プログラムをやってみてください。これまでの経験から，薬を飲むことがこの治療の邪魔になるということはありません。

治療プログラムの概要

　この治療プログラムは週に 1 ～ 2 回，合計 10 ～ 15 セッションからなり，それぞれのセッションにはおよそ 90 分間をかけます。このワークブックでは，それぞれのセッションごとに，何を行うかについて説明します。

　それぞれの章には，あなたが行う手続きとそのやり方，宿題，必要となるすべての資料と宿題用紙が載っています。すべてのセッションを録音し，毎週，宿題のひとつとしてその録音を聴いて復習します。さらに，呼吸によるリラクセーションを家で練習できるように，セッション 1 の呼吸再調整法は，別に分けて録音します。そして，セッション 3 からは，想像エクスポージャーの部分だけを分けて録音し，そのテープを毎日 1 回，宿題として家で聴きます。したがって，想像エクスポージャーが始まってからは各セッションごとに 2 つのテープができます。もう 1 つのテープである『セッションテープ』には想像エクスポージャーが始まるところまでのすべての会話と，想像エクスポージャーが終わった後の話し合いが録音されます。治療者は，想像エクスポージャーの初めで録音テープを切りかえ，その後の話し合いのところで，またテープを元のセッションテープに戻します。

セッションの構造

　セッション 1 は，治療プログラムの概要と PE の全般的な治療の原理を説明することから始まります。その次の部分は，情報の収集です。トラウマとなった出来事，トラウマに対する反応，もしあれば，他のスト

レスとなるような出来事について伺います。セッション1の最後では，呼吸再調整法について説明します。治療原理についてのプリントを読み直すことと，呼吸再調整法を毎日練習することが，宿題として出されます。

　セッション2では，トラウマ反応とその反応があなたにもたらした影響について，くわしく話し合います。よく見られるトラウマ反応については，このワークブックの中で解説しています。次にあなたの治療者は，エクスポージャーの治療原理について，特に現実エクスポージャーに焦点を当てて説明します。最後に，セッション2の中で，あなたが避けている状況や活動，場所についての階層表を，治療者と一緒に作成します。セッション2が終わると，現実エクスポージャーの方法を使って，いろいろな状況に向き合うという宿題が始まります。セッション2の最後に，治療者と一緒に，その週の宿題として，ある特定の現実エクスポージャーの場面を決めます。さらにセッション1で学んだ呼吸法を1日の中で不安を感じたときに練習します。また，『よく見られるトラウマ反応』というプリントを毎日読みます。このプリントの内容は，本書の第4章p.39の「よく見られるトラウマ反応」の項に載っています。

　セッション3は，宿題のふりかえりから始まります。治療者は想像エクスポージャーの治療原理について説明をします。言いかえれば，想像しながらトラウマの記憶を思い出してくわしく語ることの理由を説明します。その後，治療者のサポートと助言を受けながら，初めてのトラウマ記憶の想像エクスポージャーを行います。このエクスポージャーでは，45〜60分間，トラウマの記憶について心に思い浮かべてくわしく話します。その後で，15〜20分間，トラウマに関連した考えや感情を処理していくことができるように話し合いを行います。この回の宿題は，想像エクスポージャーのテープを毎日聴くこと，現実エクスポージャーを続けることです。

　セッション4〜9（これよりセッション数が増えることもあります）

では，まず宿題のふりかえりをし，その後，想像エクスポージャーを行います。その後で，考えや感情を処理していくための話し合いをして，最後に，現実エクスポージャーの宿題について話し合います。治療が進むに従って，想像エクスポージャーの中でトラウマについてよりくわしく話すようにと励まされ，次第にトラウマの出来事や記憶の中でも一番つらい部分に焦点を当てていきます。ここを「ホットスポット」と呼びます。この後半のほうのセッションでは，あなたが進歩するのに合わせて，想像エクスポージャーに使う時間は30分間くらいにまで短くなっていきます。

セッション10（セッションの回数が増えている場合には最終セッション）では，まず宿題のふりかえりをし，次に想像エクスポージャーを行います。そして，今行った想像エクスポージャーについての話し合いを行います。この話し合いでは特に，想像エクスポージャーをするという体験が治療が進むにつれてどう変わってきたかに焦点を当てます。そして，治療であなたが進歩したことについてくわしくふりかえります。セッションの最後に，治療の中で学んだことを今後も自分で実践し続けていくこと，そして再発を予防することについて話し合います。そして，治療がこれで終了するのであれば，治療の締めくくりを行います。

　自分の人生を取り戻すことを選んだあなたは，今，新しい道を歩み出したのです。

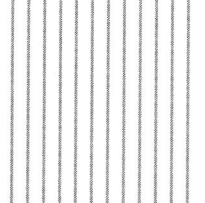

第2章

このプログラムは
あなたに適しているでしょうか？

本章の目標

・このプログラムがあなたに適しているかどうかを判断します
・治療に対するあなたの意欲を高めます

持続エクスポージャー療法（PE）は
　　どんな人に適しているのでしょうか？

　トラウマ体験をした人の全部が，PEのようなトラウマに焦点を当てた治療を必要とするわけではありません。多くの研究によって，トラウマ体験をした人には自然の回復過程がうまく働くことが多いことがわかっています。実際，外傷後ストレス障害（PTSD）症状やその他のトラウマ反応は非常によく見られるもので，トラウマの直後にはほとんどすべての人に起こってきますが，どんどん減少していくことがよく見られます。特に最初の3カ月のうちはそうです。

　もしあなたがトラウマを体験してから1カ月以上が過ぎ，いまだにPTSD症状が続いて生活に支障が出ているならば，PEによる治療を考えてよい時期です。何百人ものトラウマ体験者を治療し研究してきた経験から，次の項目に当てはまるならPEによる治療を検討してみること

をお勧めします。

- トラウマ体験の後，PTSDやそれに関連した問題（たとえば抑うつ，慢性の不安，強い怒りや恥の感情）がある。
- ストーリーとして語るのに十分なくらいに，トラウマ体験についてはっきりした記憶がある。つまり，ストーリーの始まり，中間部，終わりのすべてにわたって，トラウマ記憶を思い浮かべることができ，会話や文章として説明することができる。

一方，PEによる治療は次のような人にはお勧めできません。

- **自殺しようとか，他人を傷つけようという強い衝動や計画がある。また，そのような行動を最近やってみたことがある。**PTSDを持つ人には，自殺したいという気持ちや，自殺をする素振り・試みが見られることはよくあります。しかし，今現在もそのような試みや考えがある場合には，まずその死にたいという気持ちについて治療の中で扱うことをお勧めします。研究によれば，PEによってPTSDだけでなく抑うつの症状も減少することがわかっていますが，PE治療による利益を得ようとするなら，しっかりした気持ちを持って生きていけることが必要です。生き続けるということについて自信がなかったり心配がある場合には，治療の焦点やいつどのようにPEを始めるかについて，必ずセラピストと話し合って一緒に決めていく必要があります。
- **重度の自傷行為をしている。**PTSDを持つ人には，自分の身体を切ったり火傷させたりなど，わざと傷つける人も少なくありません。しかし，自傷行為が現在も続いているならば，自傷したい衝動を，実際に行動に移さずに何とか治めることができるようになるまでは，あなたはPEを始めるべきでありません。あなたがこれ

まで感情的な苦痛を何とかするために自傷行為をしてきたのなら，治療を始めてから自傷行為をしたい衝動が高まるかもしれません。しかし，PEの治療中には自傷行為をしないでください。それは，あなたが嫌な感情に耐えることができるということ，また，そこから逃げたり，避けたり，気を紛らわせたりしなくても，その感情は減っていくということを学ぶ必要があるからです。

・**現在もなお，暴力や虐待を受ける危険性が高い（たとえば，暴力的な配偶者・パートナー，またはあなたを身体的に傷つける可能性がある誰かと一緒に住んでいる，など）**。もし，現在あなたが殴られたり，性的に暴行されたり，深刻な被害を受けるような環境で生活しているのなら，まず最初にそのことに対して援助を受ける必要があります。あなたの安全が何よりも重要です。このような現在進行中の暴力から解放されて安全になって初めて，トラウマに対する治療——PEにせよその他のどんな治療法にせよ——が始まるのです。

・**トラウマ体験についての十分な記憶がない**。トラウマ体験を思い出したり，記憶を呼び起こす手段としてPEを使用してはいけません。確かに，PEをやっているうちに，トラウマ体験のより細かい部分について思い出す人もいます。しかし，よく思い出せないようなトラウマ体験の漠然とした感覚しかないような人に対してPEを行うことは，まったくお勧めできません。もしあなたがそのような状態にあるならば，ぜひそのことをあなたのセラピストと話し合ってください。セラピストは，あなたの気持ちに関連する手助けはできますが，トラウマ記憶を引き出したり，思い出させたりするために想像エクスポージャーを行うことはできません。

あなたがPEに向いているかどうかについては，次のことも考慮してください。

1．アルコール・薬物の乱用や依存

　私たちの以前の治療研究では，アルコールや薬物の問題がある人に対しては，まずその問題について治療を受けてから，トラウマに焦点を当てた治療に戻ってくるように勧めていました。最近になって私たちはこのやり方を変更し，アルコールや薬物の問題がある PTSD を持つ患者さんに対しても PE を行うようにしました。私たちが現在行っている研究では，アルコール依存のある慢性 PTSD を持つ患者さんに，アルコール依存の治療と同時に PE を実施しています。その結果，このような患者さんに対しても，PE は役立つという中間報告も行っています。しかしアルコールや薬物などの物質への依存は一種の回避行動となっているということがしばしばありますから，アルコーホリクス・アノニマス（Alcoholics Anonymous：AA）やナルコティクス・アノニマス（Narcotics Anonymous：NA）訳注3）, その他の可能な援助方法を利用して，改善に取り組むように患者さんに強く勧めています。私たちは治療中，絶えず物質乱用には注意を払い，特に不安や苦痛を減らしたり回避するための手段にならないように配慮しています。

　アルコールや薬物を使うのはトラウマ体験に関連するつらい感情や考えが出てくるのを防ぐためなのかどうかということは，おそらくあなた自身にはおわかりでしょう。また，そのような間違った使用が，結局，今後の人生に多くの問題をもたらすかもしれないことも多分おわかりになっているでしょう。もしあなたがトラウマの問題を扱うために PE を受けるのなら，つらい考えや感情を避けたり防いだりするために，アルコールや薬物を使用していないかどうかについて考え，セラピストと話

訳注3）アルコーホリクス・アノニマス（Alcoholics Anonymous：AA）はアルコール依存症のための自助グループ。経験と力と希望を分かち合って共通する問題を解決し，他の人たちもアルコール依存症から回復するように手助けをする。〔http://www.cam.hi-ho.ne.jp/aa-jso/〕
　　ナルコティクス・アノニマス（Narcotics Anonymous：NA）は薬物乱用・依存症のための自助グループ。〔http://najapan.org/jp/amiaddict.html〕

し合うことが重要です。アルコールや薬物の使用を減らしたり止めたりするために，別の援助やサポートを求めることも役に立つでしょう。

2. 危険な住環境・労働環境

物騒な地域に住んでいたり，危険な仕事に就いていたりして，実際に危ない目に遭う可能性が高い人々に対してもPEは有効なのでしょうか？　このような疑問を持つのは当然のことです。残念なことには，実際このような例はたくさんあるのです。紛争のある地域でテロ攻撃の脅威と隣り合わせで生活している人，隣で麻薬を密売しているような貧しくて暴力的な地域に住んでいる女性，海外の危険な地域にこれから派兵されようとしている現役の海兵隊員などの人々です。

将来，または治療中にさえ，再びトラウマを体験するかもしれないような生活環境にいる人々にとってもPEは効果があるのでしょうか？　私たちの経験から言えば，アメリカでもその他の国でも，効果があることが多いです。もしあなたがPTSDになっているのなら，あなたが今体験している恐怖や回避のほとんどは，過去のトラウマ体験が原因です。この恐怖は，現在日常的にある危険によって増幅されているかもしれませんが，たいていは，その逆も正しいのです。つまり，PTSDの存在自体が，現在の日常生活の中での恐怖と危険を増幅させる可能性があります。このPTSDという障害があると，日常生活がとても不安や心配の多いものになるのです。現実エクスポージャー課題は，回復するために十分に有用であり，かつ，現実に大きな危険や危害がないように，計画される必要があるので，あなたはセラピストと一緒に，ベストな計画を作ることになります。過去のトラウマ体験が引き起こしたPTSD症状が減ってくれば，日々のストレスや危険があったとしても，より落ち着いた生活を送るためにどうすればよいかもっと考えられるようになると，私たちは考えています。

まとめると，あらゆるタイプのトラウマ体験の後でPTSDになった

人（また，臨床的に考慮すべき重度の PTSD 症状がある人も含め）で，トラウマ体験のはっきりとした記憶を持っているならば，PE が適している可能性が高いといえます。一方，それ以外の問題，すなわち失業，経済的困窮，慢性の健康問題，人間関係や家族のトラブル，社会的孤立などの複数の生活上の困難や問題も，慢性 PTSD を持つ人々にはよく見られることです。あなたもこのような問題のどれかで苦しんでいるかもしれません。一般的に言えば，PTSD 以外の障害によって，現在も生活が脅かされていたり，問題が生じていたりする場合には，PE を試みる前にその障害の治療や対処に取り組むことをお勧めします。

治療への意欲を高める

　PTSD がある人にとって，これまで恐怖のために避けてきた記憶やトラウマ体験を思い出させる事柄に向き合うことはとても難しいことです。PE 治療からの脱落率は，PTSD を対象とする他の積極的な認知行動療法（CBT）より高いものではありませんが，それでも 20〜30% の患者さんが脱落します。回避は PTSD の症状の一部ですから，治療そのものを回避したいという強い気持ちも生じるのです。あなたもこのようなことを経験するかもしれませんし，セラピストもこのことは理解しています。むしろ回避が生じることを予期しています。セラピストはおそらく，このことをあなたと話し合い，この回避というハードルを乗り越えられるように手助けをするでしょう。

　トラウマを何とかしたほうがよいのかどうか，また PTSD を克服したほうがよいのかどうかで迷っている場合，PE のプログラムを受けたいのかどうかよくわからない場合，そんな場合は，次に挙げる，いくつかの重要な質問に対する自分の回答を考えてみることが役立ちそうです。

(1) トラウマのために生活のどのような場面が破綻したり，満足できない状態になっていますか？
(2) 治療によってPTSDの症状や関連する問題が改善すると，どんな良いことや良い変化が起きそうですか？
(3) 治療の成功を邪魔する障害になりそうなものは何ですか？
（たとえば，治療に通うこと，宿題をする時間を取ること，録音を聴く機械を入手すること，邪魔されずに録音を聴く環境を見つけることなどの困難）
(4) 治療への意欲を持ったり，今，この治療を行ってもよいと思えるためにはどんな手助けが必要ですか？

　トラウマ体験が最近起こったことで，その前後の生活をよく覚えていないのであれば，そのトラウマによってあなたの生活がどのように制限されてしまっているか，考えてみてください。以前は楽しんでいたのに今はできなくなったり，やるとひどく不安を感じるようになったことは何かありますか？　その他に，次のようなことも考えると役に立ちます。

・友人や他の人ができていることで，今のあなたにはできなくなっていることがありますか？
・今の生活のどんなところを変えたいでしょうか？　この治療が終わったとき，あるいは半年後に，何ができるようになっていたらよいと思われますか？
・この被害のことで今までにサポートを受けようとしたことがありますか？　それはどのようなものでしたか？　役に立ちましたか？　役に立たなかったとしたら，それはなぜだったのでしょうか？　何が難しかったのでしょうか？　もし治療を始めたのに途中で止めてしまったのなら，どうして止めようと思ったのでしょうか？

・PEを受けた人の中には，具合が良くなる前に一度悪くなる人がいます。その場合は症状も，良くなる前に一度悪くなっていると思われます。もし一時的に具合が悪くなったとしたら，あなたなら，どのように感じそうですか？　一時的な悪化を乗り越えていくために，治療者が助けるとしたら，どういうふうにすればよいでしょうか？
・PEには時間と努力が必要です。宿題は治療の一環ですからとても重要です。宿題をやるのに邪魔になるような事情が何かありますか？
・トラウマ被害の後で生活の一部が**良い**方向に変わるということも，時にはあります。あなたの場合はどうでしたか？　もし当てはまるのなら，トラウマ体験から得るものがあったことについて，どう思われますか？
・PEは以前の生活を取り戻すうえで，本当に有効なことが多いのですが，それと同時に，治療の最中にはストレスになることもあります。時間を取られますし，やらなくてはならないことは多いです。それだけの努力をして治療を受けることが実際にあなたに役立つでしょうか？　トラウマの問題に取り組まなかったとしたら，これからの生活はどうなっていくと思いますか？

　最後になりましたが，詳細にトラウマの話を聴くことで治療者がショックを受けてしまわないだろうかと心配される患者さんもいます。そのような患者さんは，治療者のこと，また自分が話したことへの治療者の反応について心配してくださっています。ご心配はありがたいことですが，これは治療のためには良くありません。あなたがどんな話をすることになっても治療者は大丈夫ですから，安心してください。あなたのケアをするために治療者はそこにいるのです。あなたにとっても治療者にとっても，PEはがんばりを必要とするときもありますが，両者ともにとてもやりがいがあるものです。トラウマ体験の前のような自分に

戻ることができた，こんなふうになれるとは思っていなかった，と後になって教えてくださる患者さんもいます。PEの治療に携わっていると人間の精神のしなやかさ，力強さを感じる場面に出会えます。あなたにも同じ経験をしていただけたらと願っています。

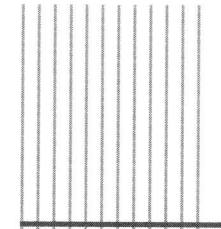

第3章

セッション1

本章の目標

・治療のプログラムと手続きについて学びます
・トラウマ面接を治療者と一緒に完成させます
・呼吸再調整法を学びます

プログラムと治療手順の概要

　この治療プログラムで使われる主な方法は，想像エクスポージャーと現実エクスポージャーです。なぜこの治療があなたにとって大事なのか，また一人ひとりのトラウマに関する症状にフィットした形に，どうやって治療が作り上げられるかということについて治療者と話し合います。確実に理解するために　ここで治療者に質問することができます。なぜトラウマ体験のつらい記憶をよみがえらせるようにと言われるのかとか，記憶のつらさを減らしていくためにはどのように思い出したら効果的なのかといったことを訊いてみることができます。

　トラウマ体験をしてきた人の中には，恐怖に直面しようとしたができなかったとか，してみたが不安は下がらなかったという人がいます。また，今まで避けてきたことを何か実際にやることを想像することさえで

きないと言う人や，トラウマ記憶を思い出して語ることができるほど，自分が強いとは思えないと言う人もいます。あなたもそんなふうに考えてこられたのでしょうか？　もしそうであれば，治療者とその気持ちを話し合ってください。治療者はあなたのそのような気持ちを聞いても驚かないでしょう。このセッションでは，持続エクスポージャー療法（PE）があなたやあなたが抱えている問題にとってどのような意味があるのか，今まで自分でやってきた記憶に対処する方法とはどのように違うのか，ということについて治療者と話し合います。

　この治療プログラムは，通常1回90分のセッションを10～12回，時には15回行います。

　週に1回か2回，治療者と会うことになりますので，治療は2～3カ月で終了します。この治療では，2つのことを主に取り上げていきます。1つは，あなたが今，感じている恐怖です。もう1つはその恐怖に対してうまく対応できていないことです。両方ともあなたのトラウマの体験に直接関係しているものです。トラウマによる反応は，時間が経つにつれて良くなっていくことが多いのですが，あなたと同じように，そのことで苦しんでいる人もたくさんいます。トラウマ体験の後に起きてきた困った症状が，どうしてここまで尾を引いているのかを理解することは，治療にとても役に立ちます。

　あなたのトラウマに関連する苦痛を長引かせる大きな原因のひとつは，トラウマに関連する状況，記憶，思考，感情の「**回避**」です。「回避」というのは，トラウマを思い出させるようなものを避けるということですが，それには2つの方法があります。1つめは，トラウマ体験に関係のあるイメージや感情のすべてを，頭から追い払うことです。2つめは，トラウマ体験と似ていたり，トラウマを思い出すきっかけになるようなもの，たとえば苦痛や恐怖を呼び起こすような状況や場所や人や活動から逃げたり，それに近づかないようにすることです。トラウマのことを考えないようにしたり，トラウマ体験を思い出させる状況を避け

て通るというやり方は，短期的に見るとうまくいくように見えるのですが，実はそのために症状が長引いてしまい，トラウマによる問題が乗り越えられなくなっているのです。あなたはトラウマ体験の被害を受けてから，何か避けてきたことはありませんか？　それらを書き出して，そのことについて治療者と話してみることはとても役に立ちます。

　トラウマについて考えることや，トラウマ体験を思い出させる状況を避けることが，外傷後ストレス障害（PTSD）を長引かせているため，PEでは，トラウマに関連する思考や状況に，あなたがそれらに対処することができるようにきちんと向き合っていくことが目標になります。向き合うことをエクスポージャーと呼んでいますが，それには2つのやり方があります。

　まず1つめは，**想像エクスポージャー**といって，頭の中でトラウマの体験に戻っていただき，体験したことを声に出して，話していただきます。想像エクスポージャーは，セッションの中でトラウマの記憶と繰り返し向き合うことで，記憶を整理して考え直す力がつくことを目標としています。繰り返し，長時間（45分以内）かけて，トラウマ体験に向き合うことが，トラウマと関連した症状を軽くして，トラウマについてこれまでとは異なった考え方ができるようになるために，とても有効であることがわかっています。

　2つめは**現実エクスポージャー**といいますが，「現実の生活の中で」向き合うことを意味します。あなたが避けてきた状況に一歩ずつ近づいていただきます（たとえば，車の運転とか，危なくない道を1人で歩くとか，またはストーブに火をつけるとか）。直接的または間接的にトラウマを思い出してしまうために，避けてしまっていることに近づくわけです。現実エクスポージャーはトラウマ被害の後で生じた強い恐怖や回避行動を改善するのに大変有効です。客観的には安全な状況なのにトラウマに関係しているからといって避けていると，その状況への恐怖心を克服するチャンスはいつまでたってもやってきません。その状況から目

を背けている限りは，こういう状況での不安感は永久に消えないのだと一生思いこんだままです。その場所はとても危ないと思い込み続けることになります。しかしこういった状況に少しずつ手順を踏んで向き合っていけば，実は怖いことはない，徐々に向き合っていけば不安は軽くなるということがわかってきます。エクスポージャーの意味は理解していただけましたか？

　PTSD の反応を引きずっているもうひとつの原因は，**あなたを悩ますだけで，助けになってくれない感じ方や考え，思いこみ**です。この感じ方や思い込みというのは世の中一般に対する思い込みでもあり，また，他人，自分，トラウマに対する自分の反応の仕方などに関する思いこみでもあります。トラウマを体験した結果，たくさんの人が，この世の中は非常に危険なものだと思いこんでしまいます。そのために，客観的には安全である状況でも，危ないと思ってしまうのです。またトラウマ体験の直後には，日常的な些細なストレスを受けただけでも，自分は無力で，とても対処できないと考えてしまいがちです。トラウマ体験の被害者は，トラウマ体験に遭ったのは自分のせいだと思って自分を責めることがあります。トラウマ体験の後で，物事にうまく対処することができなくなったので，自分をだめな人間だと思うこともあります。再び元の生活に戻り，トラウマの記憶から逃げるのを止めることができれば，この世の中のほとんどは安全で，自分でもたいていのことには対処できるということがわかってくるのです。けれども，トラウマ体験を想起させるものを避け続けて PTSD が進行してしまうと，この世はとても怖いところだ，自分には力がなく，何も対応できないと考え続けることになりがちです。このことに心当たりはありませんか？　あなたも，ご自分のことをそんなふうに思っていませんか？

　世界や自分自身について，ひどく否定的で非現実的な見方をしていると，どうして PTSD の症状が治らなくなるのでしょう？　この世の中がすべて危険だと思っていれば，本当は安全な状況でも危ないような気

がして，避けてしまいます。トラウマの被害に遭ったのは自分のせいだと考えていれば，自分を責めて無力感を持ってしまいますし，そうすると普段の生活に戻れなくなってしまうでしょう。同じように，フラッシュバックが起こるのは自分がコントロールを失っているからだと思えば，フラッシュバックが起きないように，何とかしてトラウマの記憶を頭から追い出そうとします。ところが，記憶というのは，追い出そうとすればするほど，あなたの意識に侵入してきて，さらにコントロールが難しくなるのです。

　こういう困った考えや思いこみは，想像エクスポージャーや現実エクスポージャーを繰り返しているうちに，今まで見えなかったものが発見されることもあります。トラウマ体験を思い出して繰り返し語ることによって，何が起こったのか，それはどういう意味なのかということについてもっと現実的な視点で捉え直せるようになります。今は恐ろしい状況にいると思われているでしょうが，それをわかるものに変え，それについて考えられる効果的な方法を見つけていきます。

　あなたがトラウマ被害に遭う前の生活に戻れるように，数週間，治療者と一緒にがんばって取り組むことになります。この治療は集中して行いますから，トラウマ体験を思い出させるものに向き合うことで，つらいと思うこともあるでしょう。治療者と話すことが助けになると思えば，セッションのない日に治療者と話すこともできます。

情報を集める

　第1セッションのこの段階では，治療者は決まった形式の「トラウマ面接」を使って，あなたが現在困っていること，トラウマ体験（複数の場合もあります），トラウマ体験後の心身の健康状態，周囲の人のサポートの状況，飲酒の習慣，薬物の使用などについて情報を集めます。

　トラウマ体験やトラウマへの反応について，個別の決まった質問に答

えるのは，あなたにとって大変なことだと思います。しかし，これは治療のとても重要な一歩です。治療者はあなたに何が起きたのか，これまで状況を改善するためにあなたが何をしてきたのか，について知る必要があります。治療者はこの種の治療法について訓練を受け，トラウマを体験した人々を支援することの訓練も受けていますから，こういう話を扱っていくことができます。治療者はあなたの反応を受け止めることができますから安心してください。

呼吸再調整法を学ぶ

　トラウマ面接の後，第1セッションを終える前に，治療者は呼吸再調整法をあなたに教えます。これは，トラウマについて話し合うことで引き起こされる不安に対処するために用います。呼吸の仕方が感じ方に影響を与えるということはたくさんの人が知っています。たとえば，感情が高ぶったときには，深呼吸をして落ち着きなさい，と言われます。でも実は，深く呼吸することはあまり助けにはなりません。それよりはむしろ，気持ちを鎮めるためには，普通に息を吸って**ゆっくりと**吐き出して，あなたの呼吸を落ち着ける必要があります。

　リラックスできるのは，息を吐く（呼気）ほうで，吸う（吸気）ほうではありません。そこで，息を吐くときに，「落ち着いて（calm down）」とか「リラックス」[訳注4]とゆっくりつぶやいてみましょう。**リラーーーックス**，とこんなふうにやります。

　リラックスと言いながら，ゆっくり息を吐くことに集中することに加えて，もうひとつやっていただきたいことがあります。呼吸のペースを落としてみてください。人間が怖い目に遭ったり興奮したときには息苦

訳注4）原書では calm, relax などの単語を使うことになっています。どちらも自然に長く伸ばして発音することができます。日本語の場合は「**リラーーーックス**」のほうが使いやすいでしょう。あるいは数を数えながらゆっくりと呼吸をしてもよいでしょう。

しさを感じるので、呼吸が早くなったり、呼吸のし過ぎ、つまり過呼吸を起こしたりします。しかし、過呼吸になっても、苦しさが鎮まるわけではありません。むしろ、より不安になってしまいます。本当の危険が迫っていて、逃げ出すか闘うかしかない、というような場合を除けば、不安なときにはたいてい必要な量よりたくさん空気を吸っているのです。不安なときに、過呼吸を起こして空気をたくさん取り込むと、身体に対して逃げたり闘ったりする準備をするようにとか、酸素を蓄えておくようにという警報が送られてしまいます。ランニングの選手は、競技の前に深く息を吸い込んで身体に酸素を取り込み、レース中も深く速い呼吸を続けますね。それと同じです。過呼吸は、恐怖と似たような身体の反応も引き起こします。その身体の反応がさらに恐怖感を強めるのです。本当にしなくてはならないのは、呼吸のペースを落として、吸う息をもっと少なくすることです。

　普通に息をして、**リラックス**と言いながら、ゆっくりと息を吐きます。それから、次に息を吸うまでに3〜4秒待ってください。この一連の動作を10〜15回繰り返します。家でも練習できるように、治療者は呼吸法を指導している声を録音します。次の節の呼吸再調整法をよく復習してください。この呼吸再調整法を1日に3回練習します。1日の間で特に緊張したときや苦しくなったときに、それから夜にリラックスして眠りにつけるように、呼吸再調整法を行ってみてもよいでしょう。

呼吸再調整法のやり方

1. 練習の目的
・ゆっくり呼吸すること。
・血中の酸素濃度を減らすこと。
・練習することで不安を下げること。

2. 呼吸の仕方
1. 口を閉じて，鼻から普通に息を吸います。
2. 口を閉じたまま，ゆっくりと息を吐きます。
3. 息を吐いているとき，静かにゆっくりと「リラックス」と言います。たとえば「リラーーーックス」というように。
4. 息を止めて，4つ数えた後で，次の息を吸います。
5. 1回に10分かけて，1日に数回練習してください。

セッションのテープを聴く

　治療者はセッションのすべてをテープに[訳注5]録音します。そして，そのテープを次のセッションまでの宿題として聴くようにあなたに渡します。多くの患者さんが，テープを聴くのはとても意味のある体験だったと言います。テープを聴くことは，セッションで聞いた情報や治療者と話し合ったことについて，考えて整理することに役立ちます。実際に会話しているときとはまた異なった視点から，情報を整理できます。このセッションの後，数週間のうちに，トラウマの記憶に立ち戻って話すことが始まりますが，そのときには，1セッションの中の想像エクスポージャーの部分のテープとその他の話し合いの部分のテープとを，分けてお渡しします。

訳注5) もちろんセッションを録音できる媒体であれば何でもかまいません。自分の持っている録音機器についてあらかじめ治療者と話し合いましょう。

治療の理論的裏づけ――エクスポージャーによる治療はどうして効くのでしょうか？

　今からスタートする治療法は，「**持続エクスポージャー療法（PE）**」というものです。この治療法では 2 つの部分が中心になっています。

　1 つは，「**想像エクスポージャー**」です。心の中で繰り返しトラウマ体験を思い出してもらいます。もう 1 つは，「**現実エクスポージャー**」です。トラウマ体験を受けた後に，恐くて避けるようになってしまった状況――でも実際には安全な状況に，向き合ってもらいます。多くの人は，トラウマ体験をするとその出来事に関係する考えや気持ちを避けようとします。同じように，多くの人はトラウマを思い出させたり，なんだか恐くなったりするような状況や場所や行動も避けるのです。短期的には，避ければある程度落ち着くことはできるのですが，長い目で見ると，避け続けていると事態は悪化します。避け続けていると，自分の恐怖感を乗り越えることができないのです。想像エクスポージャーも現実エクスポージャーも，同じ仕組みで，こういった問題を解決します。

　エクスポージャーはどのように効くのでしょうか？　比較的安全な状況で，手順を決めて，怖い記憶に向き合うようにすると，いくつかのことが起こります。

(1) 記憶を思い出すことで，トラウマ体験についての感情を整理し，それがどんなものだったか理解できるようになってきます。

(2) トラウマについて考えても危険ではないし，取り乱したり心配になっても，そのことは危険ではない，ということがわかります。

(3) トラウマを思い出させるような状況における恐怖感が減ってきます。

（4）恐怖や苦痛を自分でコントロールできることがわかり，自分自身について前より良い感じに思うようになります。
（5）そして，ついには，繰り返して自分が避けてきた記憶や状況に向き合うことで，恐怖と苦痛がだんだん減っていくのです。

　言いかえれば，あなたはこういった状況に対して，もっと落ち着いて過ごせるようになります。これは「慣れ」です。慣れというのは，不安が自然に軽減していく過程のことだといえます。恐さは感じるが安全であるような状況に，十分時間をかけてがんばってとどまり，さらにこれを十分な回数繰り返すだけで，こういった状況が恐くなくなっていくのです。これは，自転車の乗り方を覚えるときの，倒れても「ひたすら乗る」ということに似ています。そこで，もう1回乗ることを止めてしまえば，時間が経つにつれ，ますます自転車に乗るのが恐くなってきます。しかし，恐くてもとにかく乗るようにすれば，心配が薄れていくのです。

　慣れることは恐くてたまらない記憶にも効きます。トラウマ記憶を避けるのではなく，トラウマ記憶にしっかりかかわっていると，トラウマを思い出すときの苦痛も和らぎ，そのような記憶は危険ではないことがわかります。つらい記憶へのエクスポージャー，すなわち，想像でトラウマを追体験することは，記憶をコントロールできるという自信をもたらし，思い出したくないときに記憶が突然浮かび上がることを少なくします。フラッシュバック，悪夢，侵入的な思考は多くのトラウマ体験者がよく経験するものですが，繰り返しトラウマ体験を思い出した後には，起こる回数は減るでしょうし，起こったとしても，これまでほど取り乱したりしなくなります。

　トラウマ体験をすると，普段，自分自身について思っていること，周りの世界について思っていることが根本から変わることもあります。以前にはまったく気にならなかったような状況も，危険だと思うようにな

ることがあります。周りの人々に対してあなたが取る態度も，以前より否定的になったり，自分自身のイメージも悪くなったりします。こういう変化が起きるときはたいてい，トラウマ体験のせいで，あなたの考えに変化が起きているのです。そして，時にはPTSDになったというそのこと自体のために，自分について否定的に考えたり感じたりすることもあります。自分のことや周囲のことや他の人のことを，あなたがどう考えるかということが，あなたがどう感じるかということに影響を与えます。ですから，トラウマ体験がどれくらい，自分の考えや自分の思いに影響を与えているかに注目しておくことは役に立ちます。治療を進める際には，トラウマ体験について，自分自身について，他の人について，生活におけるいろいろな場面について，あなたはどう考えているかを，セラピストと話し合っていただくことになります。時には，トラウマ体験に伴って変化したあなたの考え方についてくわしくお話しいただくこともあります。それが，あなたの感じ方にどのように影響を与えているか，それが役に立っているかどうかについて理解するためです。

　最初は，想像エクスポージャーも現実エクスポージャーも大変そうだと思われるかもしれません。トラウマ体験者の多くの方が，この治療法を行っていくことに尻込みをします。しかし，進めていくにつれて，やりがいがあって，自分に自信が持てるようになる治療法だとおわかりになるでしょう。

　治療の途中には山や谷があるかもしれません。ですが，自分らしい生活を取り戻すために，まず一歩を踏み出しましょう。

宿　題

※ 呼吸再調整法を，1回10分程度，1日に3回練習しましょう。
※ 1日1回，セッションを録音したテープを聴きましょう。
※ この章の最後にある治療法の理論的裏づけ（p.33〜）を読みましょう。もし自分の体験を理解してもらうのに役立つと思うなら，あなたの身近な人に読んでもらってもよいでしょう。

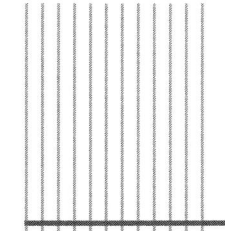

第4章

セッション2

本章の目標

- ・宿題をふりかえります
- ・トラウマ体験の後に起こってくる「よく見られるトラウマ反応」について学びます
- ・エクスポージャー療法の治療原理，特に現実エクスポージャーの治療原理を復習します
- ・苦痛の主観的評価点数（SUDS）について学びます
- ・現実エクスポージャーのための不安階層表を作成します
- ・宿題にする現実エクスポージャーの課題を選びます

概　要

　セッション2では，あなたと治療者は，「よく見られるトラウマ反応」について，またあなた自身が実際に経験した反応について話し合います。治療者は，どのように現実エクスポージャーが効果を発揮するのかを説明します。それから2人で一緒にリストを作ります。そのリストは，あなたがずっと避けてきているけれども，実際には安全な状況や危険の少ない状況のリストで　その状況にもう一度向き合うことが大切な

のです。このセッションの後，現実エクスポージャーの練習を開始します。現実生活であなたが避けている状況や，また完全に避けられないとしてもできるだけ短い時間にしようと努力しているような状況に向き合っていきます。ほとんどの現実エクスポージャーは，次のセッションまでの間に宿題として行うことになります。しかし，課題によってはセッションの中で実行できるものもあります。たとえば，男性に挨拶する，男性と視線を交わす，目を閉じて仰向けに横たわる，知らない人に囲まれて待合室で待っている，カフェテリアに1人で入る，他人に背中を向けて座る，などです。こういう状況へのエクスポージャーが役立ちそうならば，まずそれをセッションの中で治療者と一緒に練習することもあります。

宿題のふりかえり

セッションの初めに，この1週間をどのように過ごしたかについて，また第1回目のセッションに対するあなたの反応について治療者と話し合います。この1週間の気分と症状をチェックするためにあなたが記入したアンケートに，治療者は目を通します。

よく見られるトラウマ反応について話し合う

「よく見られるトラウマ反応」についての話し合いには，次のような目的があります。

- 自分が経験しているPTSD症状とそれに関連した問題についてのあなたの理解を深め，そのようなトラウマ反応についての情報を提供する。
- 自分の症状や反応を，筋道を通して整理することで，あなたがそれ

らについてよく理解できるようにする。
・あなたの問題の多くは直接，外傷後ストレス障害（PTSD）に関連しているもので，その大部分はこの治療によって改善することを理解していただき，希望を持っていただく。

このセッションの大部分の時間を，「よく見られるトラウマ反応」についての話し合いに使います。次に載せた「よく見られるトラウマ反応」の項は，宿題の1つとして復習してきてください。

よく見られるトラウマ反応

　トラウマ体験は，あなたの心に強い衝撃を与え，感情的な問題を引き起こします。ここでは，人々がトラウマ体験の後によく経験する反応について解説します。もちろん，人にはそれぞれ個性があって反応の仕方は違います。あなたが経験したことのある反応もいくつかあるでしょうし，まったく経験していない反応もあるかもしれません。

　トラウマ体験の後の多くの変化は正常なことです。このことはとても大切です。実際，重大なトラウマを直接的に体験した人のほとんどは，その直後から深刻な反応が出ますが，その出来事の後，3カ月以内に，多くの人々は改善してきます。しかし，より回復が遅い人もいますし，援助なしには十分に回復しない人もいます。トラウマ体験の後で何が変化したのかにもっと気づいていくことが，回復への第一歩なのです。

　トラウマ体験の後に最もよく見られる問題を説明します。

1. 恐怖と不安

　不安は，危険な目に遭っているときには，普通に，自然に，起こってくるものです。トラウマの出来事が終わった後でも，長い間不安が続く人もたくさんいます。不安が長引くのは，自分を取りまく世界について

見方が変わり，安全ということの感じ方が変わってしまって，より悲観的になっている場合です。あなたはトラウマ体験を思い出すと，不安な気持ちになると思います。でも不安は，時には何の前触れもなく起きてくることもあります。**不安を引き起こすきっかけや手がかりになるようなもの**には，場所や，1日のうちのある決まった時間や，ある特定の匂いや物音や，トラウマ体験を思い出させるような特定の状況などがあります。どのようなときに自分が不安になるのか，もっと注意を払ってみると，自分の不安のきっかけになるものをいろいろ発見できるでしょう。そうすると，何の前触れもない不安だと思っていたものが，実は，トラウマ体験を思い出させるものがきっかけになって引き起こされているのだ，ということが実感されると思います。

2. トラウマを再び体験すること

トラウマ体験に遭った人がトラウマの出来事の記憶を再び体験するのはよくあることです。たとえば，トラウマ体験について**考えたくないのに考えてしまって**，それを振り払えないこともあるでしょう。中には**フラッシュバック**を経験したり，トラウマ体験がもう1回起こっているような，ありありとしたイメージを経験する人もいます。**悪夢**もよく起こります。トラウマの体験はとてもショッキングで，日常の体験とはまったく違っていますから，自分が周りの世界について知っていることに，そのトラウマの体験をうまく合わせて整理することができません。ですから，何が起こったのか理解するために，まるで消化をして整理をしようとするかのように，あなたの心は記憶を呼び戻し続けるのです。

3. 覚醒が高まること

覚醒が高まった状態もトラウマ体験を受けるとよく起こってくる反応です。びくびくしたり，そわそわしたり，ふるえたり，驚きやすくなったり，集中できなかったり，眠りにくくなります。覚醒が続くと，特に

眠りが浅いときには，**我慢がきかなくなったりイライラしたりする**こともあります。覚醒の反応は，人間の身体が持っている「戦うか逃げるかの反応（ファイト・オア・フライト反応）」によって生じます。「戦うか逃げるかの反応」というのは私たちが危険から身を守るための仕組みで，動物も持っているものです。危険から身を守るために私たちは，戦ったり逃げだしたりしますが，このようなときには，いつもよりも多くのエネルギーを必要とします。そこで，私たちの身体はアドレナリンをさらに送り出して，生き延びるために必要なエネルギーを生み出そうとするのです。

　トラウマ体験を受けると　世界は危険に満ちていると感じることがよくあります。そういう人は　いつも身体を警戒状態にして，どんな攻撃にもすぐに反応できるように準備しています。覚醒の亢進は，たとえば虎と戦うはめになるというような本当に危険な状態では役に立ちます。けれども，実際に危険がない状況になっても，長い時間警戒状態が続くときわめて不快に感じる，ということが問題なのです。危険に対するもうひとつの反応は**フリーズ**（凍りつき）で，たとえば自動車のライトに照らされた猫や鹿のように凍りつきます。この反応は，トラウマの被害を受けている最中に起こることもあります。

4．回避

　回避は，トラウマによる苦痛をどうにかしようとするときに使われる，ごく普通の方法です。最も多いのは，被害を受けた場所のように，トラウマ体験を思い出してしまう状況を避けることです。トラウマ体験と直接に関係のない状況を避けることもあります。たとえば夜にトラウマの被害を受けた人は，暗くなってくると外出ができなくなります。別の方法としては，不快な気持ちを減らすためにつらいことを考えたり感じたりしないようにすることもあります。ただしこの方法に頼りすぎると，**感情が麻痺**してしまい　恐怖だけではなく，心地良さや，人を愛す

る気持ちも感じられなくなります。時には，ある考えや感情があまりにもつらいので，あなたの心がそれをすべてブロックしてしまい，トラウマ体験の一部が思い出せなくなることもあります。

5．怒りと苛立ち

トラウマ体験を受けた人の多くは，**怒りっぽくなったり，イライラしている**と感じます。もともとあまり怒らなかった人は，こうした自分の変化を怖いと思うかもしれません。親しい人々に怒りを向けてしまうと，自分でもどうしたらよいのかわからなくなります。イライラがいつまでも消えないことについて，腹が立つこともあります。また，世の中は不公平だと感じることで怒りが生じることもあります。

6．自分を責める，自分を恥ずかしいと思う

トラウマ体験を受けると，**自分を責めたり，自分を恥ずかしいと思う**ことがよくあります。生き残るためにやったことや，あえてやらなかったことについて，それが自分の落ち度だと思う人が多くいます。たとえば，暴行の被害者の中には，加害者を撃退するべきだった，暴行を受けてしまった自分が悪いのだ，と考える人もいます。逆に，あのとき抵抗しなければ怪我をすることもなかったのに，と考える人もいます。トラウマ体験を受けている間に，普段はしないような行動をした場合，それを恥ずかしいと思うこともあります。時には，トラウマ体験を受けたのはあなたの落ち度だと，他の人から責められることもあります。

トラウマについて自分を責めるのは，起こったことに対してあなたが責任を持とうとしているからです。そのことによって，自分自身をしっかりとコントロールしているという感覚が多少は出てくるかもしれませんが，その一方では，自分には何もできなかったと思って落ち込んでしまうこともあります。

7. 悲しむことと落ち込むこと

　トラウマに対する反応として，**嘆き悲しむことや落ち込むこと**もよく起こります。気持ちが暗くなったり，悲しくなったり，絶望したり，何もかも仕方がないとあきらめてしまいます。泣くことも増えるかもしれません。それまで楽しみに思っていた友人や遊び，仕事への関心をなくしてしまうこともあります。将来やろうと思っていた計画がどうでもよくなったり，生きている価値がないと思ったりすることもあります。こういう気分が高じると，死んでいたらよかったのにと思ったり，自分を傷つけたり自殺を考えたりすることもあります。トラウマ体験によって，あなたが周りの世界や自分を見る見方が大きく変わってしまったので，トラウマの被害で失われたものについて，悲しんだり嘆いたりするのは，ごく当然なことです。

8. 自己イメージや周りの世界に対する見方の変化

　トラウマ体験を受けた後，**自己イメージや周りの世界に対する見方**がしばしば否定的に変化します。「こんなに自分が弱くなければ，ばかなことをしなければ，こんな目には遭わなかっただろうに」と思うこともあります。トラウマ体験を受けた後，多くの人が自分は何もかもだめな人間だと思っています。「私はだめな人間だから，こうなって当たり前だ」というように。

　また，他人を否定的に見るようになり，**誰も信じられなくなる**こともよく起こります。これまで世界は安全な場所だと思っていた人は，トラウマ体験によって突然，世界は非常に危険だと思うようになるでしょう。これまでにひどい経験をしてきた人は，トラウマ体験によって，世界はやっぱり危険で他人は信用できないものだと確信するでしょう。このように否定的な考え方をしていると，トラウマ体験によって自分はまったく変わってしまったと思うようになることがよくあります。他人の前で緊張するようになり，信頼できなくなるので，打ち解けたつきあ

いをすることが難しくなるでしょう。

9. 性的関係

　トラウマを体験すると，**性的な関係**にも影響が及びます。多くの人は，そういう気持ちになれなかったり，実際に性的な関係を持ちにくくなります。特にレイプの被害者がそうです。信頼感を持てなくなったことに加え，性的関係そのものが被害を思い出させるからです。

10. アルコールと薬物

　トラウマ体験を受けた後，**アルコールや薬物の摂取量が増える**人もいます。常識的な飲酒くらいなら問題ありませんが，トラウマ体験を境にアルコールや薬物の摂取量が増えたのであれば，それは回復を遅らせかねませんし，摂取そのものが問題となることもあります。

　トラウマ体験への反応の多くは，お互いにつながっています。たとえば，フラッシュバックは自分ではコントロールできないと感じさせるので，恐れと覚醒をもたらします。トラウマ反応が起きると多くの人は，自分が「おかしくなった」とか，「自制心がなくなった」と思ってしまいます。そう考えれば，トラウマ反応はより恐怖に満ちたものになります。繰り返しになりますが，自分が経験した変化——トラウマ体験後の反応——に気づいていくにつれ，また治療の中でそれを整理していくにつれ，症状のつらさは減っていくはずです。

現実エクスポージャー

　第1セッションで，想像エクスポージャーと現実エクスポージャーでトラウマ体験の記憶と向き合っていく話をしました。この治療が今抱えている症状を改善するのにとても効果があると考えられる理由を説明しました。このセッションでは，治療者と一緒に現実エクスポージャーが

なぜ効くのかをもう一度ふりかえります。あなたが避けてきたトラウマに関係する状況に向き合うことが，どうしてPTSDの克服を助けるのかを話し合います。そして，あなたがこれまでに回避してきたさまざまな状況のうち，現実エクスポージャーで使えそうなもののリストの作成にとりかかります。

　つらい記憶，状況，考え，感情から逃げたり，それらを避けて通るというのは，きわめてよくあることだと説明しました。つらいことや不安をかき立てることを避けることで，短期的に見ればうまくいきます。しかし，長い目で見ると，避けることは，PTSD症状が消えてしまわないように力を注いでいるようなもので，PTSDがなかなか治りません。

　現実エクスポージャーは，以下のような働きで，あなたがPTSDの症状を克服するのを助けます。

　第一に，今あなたには，良くない気分になる状況を回避することで不安を減らすという習慣ができています。たとえば家にいて，牛乳がないことに気づいたとします。するとあなたは「スーパーに行って牛乳を買わなきゃ」と思います。そう考えたとたんに，あなたは不安に感じ始めます。そしてひとりごとをつぶやきます。「夫が帰ってくるのを待って，牛乳を買いに行ってもらおうかしら」。買い物に行かないと決めた瞬間に，あなたの不安は鎮まり，落ち着きます。回避によって不安を解決するたびに，あなたの回避の習慣はどんどん強くなります。ていねいに順を追って，今あなたが避けている状況に向き合っていくことで，回避して不安を減らすという習慣を乗り越えていけるのです。

　第二に，危ないと思って今まで避けて来た状況に繰り返し自分で向き合ってみると，何も悪いことは起こらないことがわかります。そして，これらの状況は実は安全なのだ，何も避ける必要はないのだということを学習します。けれども，状況に向き合うことをせずに回避を続けていると，こういう状況は危険だと信じ続けることになります。そしていつまでも回避を続けることになるでしょう。それでは，それとは違うこと

を学ぶ機会が全くないことになります。現実エクスポージャーを練習すると，実際に危険であるか，少なくとも危険性が高い状況と，危険に思えているけれども実は安全な状況とを区別できるようになります。以前は食料品店に1人で行っても大丈夫だったのなら，今でも大丈夫なはずです。

　第三に，PTSDになった多くの人は，不安を感じるところに長くとどまっていると，不安はいつまでも続くとか，不安はさらにどんどん大きくなって正気を失ってしまうと考えています。けれども，実際には十分な時間，その場にそのままとどまっていれば，不安は減ってくることがわかります。こういうことを心理学では「馴化」といいます。この変化が起こるので症状も軽くなるのです。

　第四に，怖いと思う状況に向き合うことで自分の恐怖心を克服すると，自分の問題に自分でしっかり対処できたと感じられるので，自信が生まれ自分の能力に対する評価が高まります。もともと好きだったのに，PTSDのせいで中止していたことを再び始められるようになり，人生を楽しむことができたり，さらに活動範囲が広がっていくようになります。

　以上の理由から，今あなたが避けている状況のうち，比較的安全な状況に対して順を追って向き合っていただきたいと思います。初めはやさしいものから取り上げ，次第に難しいものに進みます。もちろん現実に危ない状況に立ち向かうように勧めたりはしません。実際に危険な状況までをも安全だと思いなさい，というのではなく，「本当は安全」な状況を回避しないようにするのが目的です。以前は楽しみに感じていたり，大切に思っていた人々や状況を，もう回避しなくてもすむようにするために，トラウマ被害を受けてから，あなたがずっと避けてきた状況のリストを作ります。また治療者は，こういう状況を回避しないでそこに身を置いた場合に，あなたがどの程度の苦痛や不快を感じるのかを調べていきます。

◆症例1　現実エクスポージャー

現実エクスポージャーがどんなふうに効くのかについて，例を挙げます。

男の子がお母さんと海岸にいたときに，突然大きな波がきて，2人はそれをかぶってしまいました。子どもはびっくりしてしまい，家へ帰りたいと大泣きしました。翌日海へ行く時間になると，男の子は泣き出して，海へ行くのは嫌だと言いました。「やだ，やだ。お水が怖い」。その子に水への恐怖を克服してもらうために，お母さんは，その子をつれて毎日海岸を散歩しました。お母さんはその子の手をとって一緒に歩き，少しずつ，水際に近づいてゆきました。1週間も経つと，男の子は1人で歩いて，水の中に入ってゆけるようになりました。辛抱づよく，練習を重ね，励まされながら，少しずつ近寄ってゆくことで，男の子の水に対する恐怖は治まっていったのです。

◆症例2　現実エクスポージャー

現実エクスポージャーの別の例を紹介します。

もうひとつの例は，ニューヨークに住むタクシーの運転手です。彼は車で橋を渡るのが怖くなってしまいました。ニューヨークにはあちこちに橋があって，お客さんを乗せてそこを渡らなくてはならないため，これは仕事をするうえで深刻な問題となりました。橋に近づくと必ず彼は，車が故障したふりをして，別のタクシーを呼んで，お客さんを目的地まで連れて行ってもらいました。この運転手は毎日，治療者に助けられながら，運転して橋を渡る練習をしました。1週間後には，後ろから治療者が別の車でついて来ながら，1人で運転して橋を渡れるようになりました。練習を続けた結果，2週間後には自分1人で短い橋を渡ることができるようになりました。そして，やがて一番長い橋でも1人で運

転して渡れるようになったのです。

　ていねいに順を追って怖いものに向き合っていくことで，恐怖を克服することができるということを，この例で理解しやすくなればと思います。あなたはトラウマを体験したのですから，その体験と関係のある恐怖であればもっと時間をかける必要があるかもしれません。しかし，時間をかけてくじけず練習すれば，今怖がっているものにしっかり直面することができるようになります。

　今までも怖い状況に向き合ってきたのに不安が減らなかったという人もいるでしょう。たまに少しだけ向き合うことと，意図的に順を追って繰り返し時間をかけてエクスポージャーを行うこととの違いを理解することが重要です。これまでに説明してきたように，ていねいに順を追って恐怖に向き合うことで恐怖を克服できるのです。怖い状況に，一度だけ，短時間だけ向き合い，まだ怖いのにそこを離れてしまったら，その状況は危険ではないんだとか，不安は永久に続くわけではないということを学ぶ機会が得られません。これまで，恐怖に向き合ってみたのにあまり良くならなかったとあなたが感じているなら，そのことを治療者と話し合ってみてください。何が良くなかったのか，今回はどういうふうに改善して挑戦できるかがわかってきます。私たちはあなたに**治療的な**エクスポージャーを行ってほしいと思っています。やっても怖さが減らないようなエクスポージャーは治療にはなりません。例として挙げた海の男の子や，タクシーの運転手のように，恐怖が減っていくようなエクスポージャーが治療となるのです。治療的なエクスポージャーを実践できるようなリストを治療者と一緒に作り上げましょう。

SUDS とは

　ある状況が，どの程度の苦痛や不安を生じるのかがわかるように，

SUDS（サズ）という尺度を使います。これは Subjective Units of Discomfort（苦痛の主観的評価点数）の略で，0〜100点までの尺度です。SUDSが100点というのは，これまで体験した中であなたにとって最高レベルの恐怖感と苦痛であり，パニック状態です。0点は，何のストレスもない状態です。普通，SUDSが100のときは，手のひらに汗をかいたり，動悸がしたり，呼吸困難になったり，目まいを感じたり，強い不安が起きたりなど，身体にも変化が現れます。ですから100というのは，本当に極限の状態です。でも，人間は一人ひとり違いますから，ある人が100のSUDSを感じることが，別の人にとってはそれほど嫌ではないこともあります。そのため，「主観的（subjective）」という名前が付いているのです。たとえば，あなたが友人と水深の深いプールの側に立っていたとしましょう。そこへ誰かが来て，あなたたち2人をプールに突き落としたと想像してみてください。もし友人が泳げなければ，すぐに友人のSUDSは100になるでしょう。でもあなたが泳げたり，深い水が怖くなかったりするなら，あなたのSUDSは0かもしれません。

　あなたに合ったSUDS尺度を作るために，あなたと治療者はどの状況がどのくらいの点数になるかを調べていく必要があります。次のような例が参考になるかもしれません。

　　　0＝ベッドの中でくつろいでテレビを観ている
　　25＝バスに乗って街に出る
　　50＝仕事で失敗して上司に呼び出され，説明しなくてはいけない
　　75＝子どもの学校の先生から電話がかかってくる
　100＝トラウマ体験の中の最悪のときに感じたような気持ち

　治療の中で，想像エクスポージャーや現実エクスポージャーの最中のあなたの気持ちを知るためにSUDSを使っていきます。

現実エクスポージャーの階層表の作成

　治療者は，あなたがトラウマ体験のために回避している状況，人，場所の具体的な例をたずねます。

　治療者と一緒に，避けている状況と，それに対応する SUDS の点数を書いていきます。このリストを持ち帰って，さらに他の状況で思い出したものを追加し，その状況に対して感じる不安や苦痛を SUDS を使って書いてくるように言われるでしょう。

　取り上げる状況は繰り返し練習できるように，いつでもたやすく実行できるものであることが大切です。片道3時間もかかるドライブのような課題は，繰り返し練習することができません。課題とする状況は，一般的，概念的なものではなく，具体性がなくてはいけません。たとえば，「人通りの多い所へ行く」とか「スーパーに行く」などは，具体的ではありません。具体的にどこの繁華街か，どのスーパーか，名前を挙げ，時間帯も決めます。どの繁華街か，どのスーパーなのか，何時頃に行くかによって，不安のレベルも変わってくるでしょう。また，友人と一緒にスーパーに行くのは，1人で行くより不安が少ないでしょう。

　PTSD を持つ人によく見られる回避の状況の主な3つのタイプを以下に挙げます。

1. 最初のタイプは，あなたが危険だと考えている状況です。しかし本当に危険だからではなく，世の中はすべて危険だと認識してしまっているから，危険だと考えているのです。このような例としては，安全な道を暗くなってから通る，パーティーに行く，人混み，高速道路を1人で運転する，駐車場に行くことなどがあります。
2. 二番目のタイプはトラウマ体験を思い出すきっかけとなる状況で

す。トラウマを体験したときと同じ服または似た服を着る,そのときと同じ匂いを嗅ぐ,そのとき聞こえていたのと同じ音楽を聞く,似たような車に乗るなどです。このような状況をあなたが避ける理由は,それが危険だと考えているからではなく,それがトラウマの被害を思い出すきっかけとなり,嫌な気分になるからです。このような状況は,嫌な気持ちになったり,気持ちが動転したりするわりには,たいてい,実際は安全です。

3. 三番目のタイプは,たとえば,スポーツ,クラブ活動,趣味,友人付き合い,化粧をしたりおしゃれをしたりする,教会・礼拝堂・会議に出席する,友人を訪問したり,自宅に人を食事に招くことなど,以前は楽しんでいたのに,トラウマ体験以降止めてしまった活動です。このような状況についての練習は,特に,気持ちが落ち込んでいる人や　トラウマ体験以降,このような活動に関心がなくなってしまったために避けている人にとって,非常に役に立ちます。

あなた個人のリストを作るために,次ページの「現実エクスポージャーのための不安階層表」を使って,あなたが避けていたり,嫌な気分になるような状況のすべてをリストアップしてください。

現実エクスポージャーのための不安階層表

お名前：＿＿＿＿＿＿＿＿＿＿＿＿＿＿　　日付：＿＿＿＿＿＿＿＿＿＿＿＿＿
治療者：＿＿＿＿＿＿＿＿＿＿＿＿＿＿

SUDS の基準点

　　0 －＿＿＿＿＿＿＿＿＿＿＿＿＿＿＿＿＿＿＿＿＿＿＿＿＿＿＿＿＿＿＿＿
　 50 －＿＿＿＿＿＿＿＿＿＿＿＿＿＿＿＿＿＿＿＿＿＿＿＿＿＿＿＿＿＿＿＿
　100 －＿＿＿＿＿＿＿＿＿＿＿＿＿＿＿＿＿＿＿＿＿＿＿＿＿＿＿＿＿＿＿＿

項　目	SUDS （セッション2）	SUDS （最終セッション）
1.＿＿＿＿＿＿＿＿＿＿＿＿＿＿＿＿＿	＿＿＿＿＿	＿＿＿＿＿
2.＿＿＿＿＿＿＿＿＿＿＿＿＿＿＿＿＿	＿＿＿＿＿	＿＿＿＿＿
3.＿＿＿＿＿＿＿＿＿＿＿＿＿＿＿＿＿	＿＿＿＿＿	＿＿＿＿＿
4.＿＿＿＿＿＿＿＿＿＿＿＿＿＿＿＿＿	＿＿＿＿＿	＿＿＿＿＿
5.＿＿＿＿＿＿＿＿＿＿＿＿＿＿＿＿＿	＿＿＿＿＿	＿＿＿＿＿
6.＿＿＿＿＿＿＿＿＿＿＿＿＿＿＿＿＿	＿＿＿＿＿	＿＿＿＿＿
7.＿＿＿＿＿＿＿＿＿＿＿＿＿＿＿＿＿	＿＿＿＿＿	＿＿＿＿＿
8.＿＿＿＿＿＿＿＿＿＿＿＿＿＿＿＿＿	＿＿＿＿＿	＿＿＿＿＿
9.＿＿＿＿＿＿＿＿＿＿＿＿＿＿＿＿＿	＿＿＿＿＿	＿＿＿＿＿
10.＿＿＿＿＿＿＿＿＿＿＿＿＿＿＿＿	＿＿＿＿＿	＿＿＿＿＿
11.＿＿＿＿＿＿＿＿＿＿＿＿＿＿＿＿	＿＿＿＿＿	＿＿＿＿＿

（次ページへつづく）

項　目	SUDS （セッション2）	SUDS （最終セッション）
12._____	_____	_____
13._____	_____	_____
14._____	_____	_____
15._____	_____	_____
16._____	_____	_____
17._____	_____	_____
18._____	_____	_____

トラウマ体験者が回避する典型的な状況

　トラウマ体験者が回避を起こしやすい困難な場面の典型を，以下に挙げておきます。

1. レイプ（被害）の場合，知らない男性が近くにいる。特に，その男性が（同じ人種であるなど）加害者を思い出させる。
2. 誰かがすぐそばに立っている，あるいは，急に近づいてくる。
3. 誰か（特に見知らぬ人）に身体を触れられる。
4. トラウマ体験を受けた場面と同じ活動を行う（例：交通事故の被害者にとっては車の運転や車に乗る，など）。
5. 道を歩いたり，屋外に出たりする。
6. 家に1人でいる（日中または夜間）。
7. 夜，1人でどこかに出かける。
8. 混雑しているショッピングセンターや店にいる。
9. 見知らぬ人に話しかける。
10. 車を運転したり，停止信号で一時停止をする。
11. 駐車場にいる。
12. エレベーターに乗ったり，小さな閉鎖的空間にいる。
13. 新聞で同じような出来事の記事を読む，またはテレビで同じような出来事を見聞きする。
14. トラウマ体験について誰かに話す。
15. トラウマ体験を思い出させる映画を見る（たとえば，戦闘映画，暴力シーン）。
16. トラウマ体験が起きた現場付近に行く。
17. 電車やバスなど公共の交通機関に乗る。
18. 大切な人と抱き合ったり，キスをしたりする。

19. 性的な，または身体的な接触をする。
20. トラウマ被害を受けたときに聞いていた歌や，その頃に流行していた歌を聞く。
21. テレビでニュースを見る。
22. 化粧をする，または，おしゃれをする。
23. 暴力シーンがある映画を見に行く。
24. スポーツクラブに通う。
25. 見知らぬ人と同じ車に乗る。
26. 運転中に，止まっている車に出会い，それを迂回することができない。
27. トラウマを経験したときを思い出させる食べ物や香辛料の匂いを嗅ぐ。

不安階層表を作成するときの安全性の配慮

　あなたが現実エクスポージャーで向き合おうとする場面は，安全であるか危険が少ないものにする必要があります。実際に危険であったり，リスクの高い状況は，リストに入れないようにしてください。たとえば，麻薬が売られているような地域や，犯罪がしょっちゅう起こっているような公園を1人で歩いたりしないでください。そうではなくて，実際には安全な状態だが不安が引き起こされるような状況を選んでください。たとえば，誰かと一緒に公園を散歩したり，町の中のより安全な地域を1人で歩くことです。

現実エクスポージャーのやり方

　現実エクスポージャーでは，少し不安になるけれども対処可能だと思える状況（たとえばSUDSが40か50）から始め，徐々により困難な

状況（たとえば SUDS が 100）へと練習を進めていきます。現実エクスポージャーの練習中は，あなたの不安が高くなって，そしてその後十分に不安が下がるまでその場にとどまるようにしてください。現実エクスポージャーで，あなたやあなたの身体が，不安を感じたまま，その場を離れないようにしていただきたいのです。時間帯や人のような各状況の細かい点に関しては，あなたが練習しようとする不安のレベルに応じて調整が可能です。たとえばマーサは，ショッピングセンターに母親と一緒に行く場合は SUDS が 60 でしたが，1 人で行く場合は SUDS が 85 でした。現実エクスポージャーの練習をうまく実行するのに必要な時間は，状況や人によって異なりますが，一般的には 30 〜 60 分程度エクスポージャーにあてる必要があるでしょう。

現実エクスポージャーの課題を作る際に，次の「一歩ずつ進める現実エクスポージャーのモデル」を参考にしてください。

一歩ずつ進める現実エクスポージャーのモデル

1. 手引き

現実エクスポージャーの宿題を計画するときに，このモデルを参考にしてください。不安がいったん高まって，それから下がるか，SUDS（苦痛の主観的評価指数：0 は全く不快でない，100 はパニックに匹敵する不快度）が最も高いレベルだったときの半分になるのに十分な時間，その状況にとどまることが大切です。エクスポージャーを始める前と後の，最高時の SUDS を p.61 にある「現実エクスポージャー宿題記録用紙」に記入してください。

2. 例：ショッピングセンターに行く

1. 「コーチ」（支えとなる友人または家族）がショッピングセンターにあなたと一緒に行く。そして，一緒にショッピングセンター内

を歩いて回る。
2. コーチが一緒にショッピングセンターに行き，あなたが1人で歩いている間，ショッピングセンター内の特定の場所にいる。
3. コーチが一緒にショッピングセンターに行き，あなたが1人でお店の中に入っていく間，特定の場所にいる。
4. コーチがショッピングセンターまであなたを車で送り，あなたが1人でショッピングセンターを歩いている間は駐車場にいる。
5. コーチがショッピングセンターまであなたを車で送り，あなたが1人でショッピングセンターを歩いている1時間の間は，駐車場にいないようにする。
6. あなたは1人でショッピングセンターに行き，コーチは自宅で電話を待っている。
7. あなたはコーチに知らせずに，1人でショッピングセンターに行く。

現実エクスポージャーの宿題

　現実エクスポージャーの最終目標は，トラウマ体験を思い出させられる状況に出向いても，とどまることができるようになることです。これを忘れないでください。生活に支障をきたすような強い不安を引き起こすことなく，トラウマ体験を思い出させられる状況に出向いても，とどまることができるようになるように手伝います。プログラムのこの部分では，あなたが不安を感じて避けてしまう状況に向き合ってもらうわけです。効果を上げるためには，あなたはその都度，長い時間，多くのエクスポージャーの練習をしなければならないでしょう。努力も必要ですし，時間もかかりますし，積極的に取り組むことが必要ですが，素晴らしい結果を得ることができます。
　あなたと治療者は，「現実エクスポージャーのための不安階層表」を

注意深く調べて，あなたが宿題でどの状況に向き合うかについて決めます。宿題には2つか，それ以上の複数の状況を設定するのが最も良いでしょう。SUDSスケールで40〜50の間で評価した状況から始めます。治療の終わりまでには，あなたは階層表に書かれたすべての状況を何度も実践しているはずです。

　ある状況を最初に練習しているときに，心臓の鼓動が早くなったり，手のひらに汗をかいたり，気を失いそうになったりといった不安の兆候を感じて，あなたはすぐにその場を離れたいと思うかもしれません。でも，恐怖を克服するためには，不安が減るまでその場にとどまって，起こるのではないかと怖がっていたこと（たとえば，襲われてしまうとか，または「身体がバラバラになってしまう」とか）は実際には起こらなかったと納得することが大切です。不安がかなり減るか，少なくとも50%減少すれば，そのエクスポージャーを終わりにして次の課題を新しく始めることができます。ところが不安なままで，その場を立ち去ったとしたら，やっぱりその場面はとても危険だったと思い続けることでしょうし，これからもずっと不安なままで，何か恐ろしいことが起こるに違いないと自分に言い聞かせるでしょう。そして，次にその状況に出くわしたとき，あなたはまたひどく不安になってしまいます。

　これに対して，あなたがその場面にとどまって，本当はそこには危険がないことに気がつけば，不安は治まり，結果として怖い思いをせずにその場面に立ち向かえるようになります。階層表のそれぞれの状況について練習を重ねれば重ねるほど，より早く，そのような場面での不安を感じないようになるところに到達するでしょう。治療者と「現実エクスポージャー宿題記録用紙」のリストをよく見てください。この記録用紙に，エクスポージャーの前後，ピークのときすなわち最も高いときのSUDSのレベルを記録します。治療の間ずっと，たびたびSUDSのレベルを聞かれることになります。記録用紙は，現実エクスポージャー宿題記録用紙をコピーするか，Treatments That Work™のウェブサイ

ト（http://www.oup.com/us/ttw）からダウンロードすることが可能です[訳注6]。p.62〜63に記入例を2つ提示したので，使い方の参考にしてください。

宿 題

セッション2で出される宿題を記録する用紙は次ページにあります。

❋ 呼吸法の練習を続けましょう。
❋ 1週間に何回か「よく見られるトラウマ反応」（p.39〜）を読みましょう。あなたにとって大切な人に見てもらってもよいです。
❋ 家で不安階層表を見直し，他に避けている場面があれば付け加えます。
❋ 「一歩ずつ進める現実エクスポージャーのモデル」（p.56〜）を見直します。
❋ 現実エクスポージャーの課題を始めます。
❋ セッション全体のテープを1回聴きます。

訳注6）英語版のものです。日本語版は本書をコピーしてください。

宿題
セッション2

お名前：＿＿＿＿＿＿＿＿＿＿＿＿＿　　日付：＿＿＿＿＿＿＿＿＿＿

治療者：＿＿＿＿＿＿＿＿＿＿＿＿＿

1. 呼吸法の練習を続ける。
2. 1週間に何回か「よく見られるトラウマ反応」（p.39～）を読む。あなたにとって大切な人に見てもらう。
3. 家で不安階層表を見直し，他に避けている場面があれば付け加える。
4. 現実エクスポージャーの課題を始める。「現実エクスポージャー宿題記録用紙」にエクスポージャーを練習する前，後，最高時のSUDSのレベルを記入する。設定した状況に不安が減少するまで十分な時間とどまることに留意する。

＿＿＿＿＿＿＿＿＿＿＿＿＿＿＿＿＿＿＿＿＿＿＿＿＿＿＿＿＿＿
＿＿＿＿＿＿＿＿＿＿＿＿＿＿＿＿＿＿＿＿＿＿＿＿＿＿＿＿＿＿
＿＿＿＿＿＿＿＿＿＿＿＿＿＿＿＿＿＿＿＿＿＿＿＿＿＿＿＿＿＿
＿＿＿＿＿＿＿＿＿＿＿＿＿＿＿＿＿＿＿＿＿＿＿＿＿＿＿＿＿＿
＿＿＿＿＿＿＿＿＿＿＿＿＿＿＿＿＿＿＿＿＿＿＿＿＿＿＿＿＿＿
＿＿＿＿＿＿＿＿＿＿＿＿＿＿＿＿＿＿＿＿＿＿＿＿＿＿＿＿＿＿

5. セッション全体のテープを少なくとも1回聴く。

現実エクスポージャー宿題記録用紙

お名前：＿＿＿＿＿＿＿＿＿＿＿＿＿　日付：＿＿＿＿＿＿＿＿＿＿＿＿＿

１）練習した場面：

日付と時間	SUDS 前 後 最高時	日付と時間	SUDS 前 後 最高時
1.＿＿＿＿＿	＿ ＿ ＿	5.＿＿＿＿＿	＿ ＿ ＿
2.＿＿＿＿＿	＿ ＿ ＿	6.＿＿＿＿＿	＿ ＿ ＿
3.＿＿＿＿＿	＿ ＿ ＿	7.＿＿＿＿＿	＿ ＿ ＿
4.＿＿＿＿＿	＿ ＿ ＿	8.＿＿＿＿＿	＿ ＿ ＿

２）練習した場面：

日付と時間	SUDS 前 後 最高時	日付と時間	SUDS 前 後 最高時
1.＿＿＿＿＿	＿ ＿ ＿	5.＿＿＿＿＿	＿ ＿ ＿
2.＿＿＿＿＿	＿ ＿ ＿	6.＿＿＿＿＿	＿ ＿ ＿
3.＿＿＿＿＿	＿ ＿ ＿	7.＿＿＿＿＿	＿ ＿ ＿
4.＿＿＿＿＿	＿ ＿ ＿	8.＿＿＿＿＿	＿ ＿ ＿

３）練習した場面：

日付と時間	SUDS 前 後 最高時	日付と時間	SUDS 前 後 最高時
1.＿＿＿＿＿	＿ ＿ ＿	5.＿＿＿＿＿	＿ ＿ ＿
2.＿＿＿＿＿	＿ ＿ ＿	6.＿＿＿＿＿	＿ ＿ ＿
3.＿＿＿＿＿	＿ ＿ ＿	7.＿＿＿＿＿	＿ ＿ ＿
4.＿＿＿＿＿	＿ ＿ ＿	8.＿＿＿＿＿	＿ ＿ ＿

現実エクスポージャー宿題記録用紙

お名前： B氏　　　　　　　　　日付： 2005年8月2日

1) 練習した場面：基地の回りを2〜3時間歩く

日付と時間	SUDS 前	後	最高時	日付と時間	SUDS 前	後	最高時
1. 8月3日 午後4時	80	75	85	5.			
2. 8月4日 午前10時	30	20	60	6.			
3. 8月8日 午後3時	50	50	70	7.			
4. 8月9日 午後4時	40	25	55	8.			

8月4日　基地には1人ではなく，妻と一緒に行った。

2) 練習した場面：夕方の報道番組を見る―戦争に関連することを聞く

日付と時間	SUDS 前	後	最高時	日付と時間	SUDS 前	後	最高時
1. 8月4日 午後6時	50	60	75	5. 8月8日 午後6時	35	35	50
2. 8月5日 午後6時	55	45	60	6. 8月9日 午後6時	40	35	55
3. 8月6日 午後6時	35	50	55	7.			
4. 8月7日 午後6時	40	40	60	8.			

3) 練習した場面：退役軍人局のPTSDグループの会に出席して話をする

日付と時間	SUDS 前	後	最高時	日付と時間	SUDS 前	後	最高時
1. 8月10日	90	40	90	5.			
2. 8月17日	80	30	80	6.			
3.				7.			
4.				8.			

図4.1　退役軍人による現実エクスポージャー宿題記録用紙の実行例

現実エクスポージャー宿題記録用紙

お名前： Sさん　　　　　　　　　日付： 2006年2月15日

1) 練習した場面：公園で犬と散歩をする

日付と時間	SUDS 前	SUDS 後	SUDS 最高時	日付と時間	SUDS 前	SUDS 後	SUDS 最高時
1. 2月22日 午後1時	60	40	80	5. 2月26日 午後2時	30	30	40
2. 2月23日 午後2時	55	40	60	6. 2月28日 午後3時	30	20	35
3. 2月24日 午後6時	70	50	70	7.			
4. 2月25日 午後1時	40	30	50	8.			

2) 練習した場面：映画を観に行く

日付と時間	SUDS 前	SUDS 後	SUDS 最高時	日付と時間	SUDS 前	SUDS 後	SUDS 最高時
1. 2月25日 午後4時	50	30	75	5.			
2. 2月28日 午後7時	40	30	55	6.			
3.				7.			
4.				8.			

3) 練習した場面：お昼休みに食堂で男性の同僚と話す

日付と時間	SUDS 前	SUDS 後	SUDS 最高時	日付と時間	SUDS 前	SUDS 後	SUDS 最高時
1. 2月22日 午後12時	75	75	90	5.			
2. 2月24日 午後12時	75	60	80	6.			
3. 2月27日 午前10時	60	45	60	7.			
4.				8.			

記：最後では，1時間以上男性と座って話をし，緊張が和らいだと感じたが，その男性からデートに誘われるのではないかと心配になった。

図4.2　レイプ被害女性による現実エクスポージャー宿題記録用紙の実行例

第5章 セッション3

本章の目標

- 宿題をふりかえります
- 想像エクスポージャーの治療原理について治療者と話し合います
- トラウマ記憶の想像エクスポージャーの第1回を行います

想像エクスポージャー

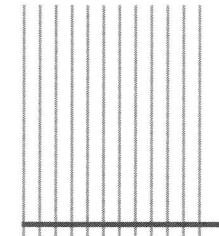

　想像エクスポージャーを行うには，つまり，想像の中でトラウマ記憶に立ち戻るには，トラウマ記憶を現在形ではっきりとした声で語ることを行います。想像エクスポージャーは次のような目的で行われます。

- 何が実際起こったのか，何をそのとき考えたのか，心に何を感じたのか，身体に何を感じたのかといった，トラウマ記憶の大事な要素全部に近づけるようにします。
- トラウマとなった出来事に関する感情に近づけるようにします。
- 自分のペースで自分の言葉を使って記憶を語れるようにします。

長期間，あるいは多数のトラウマ体験

　数時間，数日あるいはそれ以上の長期間の継続的なトラウマ体験（例：一定期間続いた拷問，数日間にわたる拉致），あるいは複数回起こったトラウマ体験（例：度重なる暴行，繰り返される児童期の性的虐待，戦闘におけるさまざまな事件）を持つ場合は，トラウマ記憶のうち，どの場面を最初に想像エクスポージャーで焦点を当てて取り扱うか，治療者と相談して決める必要があります。通常は，現在あなたにとって最も侵入的で苦しい記憶を選ぶようにします。ほとんどの場合において，最もつらい記憶がうまく処理されていくと，それ以外の記憶にも効果が及び，つらさが軽減されます。

　想像エクスポージャーを行ったとき，特に初めの回のうちは，セッションの後で一時的に気分が以前よりも動揺することがあるかもしれませんが，それは，つらい記憶の情動が処理され始めているということです。そのトラウマから回復しつつあるということなのです。自分の反応が心配なときには，特に想像エクスポージャーの初めの数セッションのうちは，助けてくれる人に，治療の行き帰りに付き添ってもらってもよいでしょう。

治療の原理──想像エクスポージャー

　第3回目のセッションでは，主にあなたのトラウマ記憶に立ち戻っていただきます。この体験が何だったのか，どんな意味があったのかを理解するのはたやすいことではありません。その事件について考えようとしたり，そのことを思い出したりすると，極度の不安を感じたり，いろいろな嫌な気分を感じるかもしれません。トラウマというのは大変恐ろしく，気持ちが動揺するような体験ですから，あなたはそのつらい記憶

を押しのけたり，避けたりしようとするでしょう。あなたは，「もう考えないようにしよう」とか，「そのことは忘れなくちゃ」などと，自分に言い聞かせているかもしれません。他の人々も，あなたにそうしなさいと言ってくることがあるでしょう。友人や家族やパートナーは，トラウマのことについて聞くのを嫌がるかもしれません。そうするとあなたは余計にトラウマについて話さなくなってしまうでしょう。けれども，すでにおわかりのように，トラウマについての考えをどんなに押しのけようとしても，その記憶はまたやってきて，つらい思いやそのときの感情や悪夢がフラッシュバックとなってあなたを悩ませます。このような再体験症状はトラウマがまだ「きちんと処理されていない」しるしなのです。

　想像エクスポージャーの目標は，十分な時間をかけてトラウマ記憶を思い出してもらい，トラウマ体験とつながっている記憶を処理していくことです。その記憶から逃げるのではなく，むしろ記憶にとどまることが，その記憶を処理，あるいは消化して，過去の出来事にするのを助けるでしょう。記憶を思い出すことは，つらく不快であっても，危険でないことがわかるでしょう。それは，トラウマ記憶につながっている不安や恐怖を減少させることでもあるのです。トラウマ体験を思いださせるような記憶や感情や状況を避けたいと思うのは当然のことです。けれども，あなたがその記憶を避けようとすればするほど，あなたの生活は支障をきたしてしまいます。私たちの目的とするところは，あなたがその記憶にコントロールされるのではなくて，あなたが記憶をコントロールするようになることです。

　トラウマ記憶を処理していくことは，とても困難なことですけれども重要なことです。これを説明するのに，次のような例を挙げてみます。

　　消化しきれないほどたくさんの物（あるいは悪くなった食べ物）を
　　食べてしまい，今，お腹が痛くて吐き気がして，大変な思いをしてい

ると考えてみてください。こういう大変な思いは，あなたが食べたものを消化するまで続くでしょう。けれどもいったん消化されてしまえば，随分楽になったと感じるのではないでしょうか。フラッシュバック，悪夢やつらい考えが繰り返し起こるのは，あなたがトラウマ記憶をうまく処理しきれなかったためです。今日は，重苦しい記憶を治療の中で消化したり，処理していこうと思います。そして，もう悩まされることがないようにしていきましょう。

トラウマ記憶を処理していくのがなぜ難しいのかということを説明するために，次のようなたとえもあります。

　あなたの記憶が大きなファイル・キャビネットのようなものであると想像してみてください。過去の体験は各々適切な引き出しにファイルされます。このように，あなたは自分の体験を整理することができます。たとえば，レストランでの経験がファイルになっているとします。あなたがレストランに食事に行くたびに，そのレストランの情報の入っているファイルを開くとします。そうすれば，レストランでどんなことが起こるかわかります。そして，あなたはどのようにレストランで振る舞ったらいいか，また，どんな食事が出てくるかを思い出します。しかし，トラウマにはファイルがありません。何が起こるかを自分でよくわかっているレストラン（あなたはテーブルに着き，メニューが運ばれ，食物を選んで食べ，請求書を受け取って代金を支払います）と違って，トラウマ体験というのは予測不可能なものだからです。たとえ，何度も交通事故に遭ったのに怪我をしなかったとしても，次の事故ではどうなるかわかりません。一つ一つのトラウマ体験はすべて違っているので，それを処理していくのが大変なのです。トラウマから回復するということは，ある意味で，それを長期記憶にファイルして整理し，あなたが前向きに人生にかかわっていけるよう

にするということなのです。

　もうひとつ，これまでもトラウマのことが頭から離れたことはなかったので，想像エクスポージャーがそれとどう違っていてどう役に立つのかわからないという疑問を持っているとしたら，次の例が役立つでしょう。

　　たとえばトラウマが，段落やページや章に分かれている本のようなものとして，脳に記録されていると考えてみてください。どのような本でもそうですが，トラウマの出来事の本も，初めと，中間と，終わりのある物語になっています。トラウマ体験が起こってからというもの，あなたはトラウマのことを考えるのを避けようとしてきたので，その本を初めから終わりまで通して読んだことがありません。フラッシュバックが起こると，いつもその本の中の，フラッシュバックについて書いてあるページが開かれるのですが，その部分を読むのはつらくて苦しいのです。それであなたは，「こんな本は嫌いだ」と言って何とか本を閉じようとします。次にまたフラッシュバックが起こるか，トラウマのことを考えたときにも，同じことが繰り返されます。このようにしてあなたは，今まで，本に書いてある内容をきちんと読まないでいたのです。想像エクスポージャーでは，私たちは最初から終わりまで一緒にその本を読んでいきます。そうすれば，この体験が何だったのか，どんな意味があったのかを，現在の視点からふりかえって見直すことができるでしょう。トラウマ体験が起こったとき，あなたはとても恐かったと思いますが，そのときとは違った見方ができるようになるかもしれません。

　つまり，想像エクスポージャーの目標は，普通にトラウマのことを考えたり，話したり，またトラウマのことを思い出させるものを見たりで

きるようになることです。今は，そういうことをすると強い不安が起こって生活に支障をきたしていますが，それがなくなるのです。トラウマに関する記憶が不安を生み，逃げたい気持ちを生み出しているのですが，この治療では，そのような記憶に対して目を背けずに向き合うことが必要となります。それがうまくいくように，毎回，十分に時間をとって何度も繰り返していただきたいのです。

　想像エクスポージャーは，以下のような働きで，あなたが外傷後ストレス障害（PTSD）の症状から回復するのを助けます。繰り返しトラウマ記憶に立ち戻り，くわしく語ることは，

(1) トラウマ体験が起こった過去の視点からではなく，現在の視点からふりかえり，トラウマ記憶を処理し，整理するのに役立ちます。

(2) トラウマの出来事を「思い出す」ことと，「再びトラウマとなるような被害に遭う」ことの区別をするのに役立ちます。PTSDになると，トラウマについて考えたとき，まるでその被害が再び起こっているかのように感じると言う人が多くいます。そうだとすれば，トラウマのことを考えると不安になったり動揺したりするのは当然のことです。恐怖というのは，危険なものに出会ったときに人が感じる感情です。でも過去に起こったトラウマ体験を思い出すのは危険なことではありません。トラウマ記憶を繰り返し思い出すことで，現実（思い出すこと）と過去（実際にトラウマとなる被害を受けたこと）を区別できるようになり，トラウマのことを思い出しても，不安や苦痛が起こらなくなっていきます。

(3) あなたの不安を減少させます。専門用語では，それを馴化（慣れ）と呼んでいます。馴化が起こると，記憶に蓋をせずにその中にとどまっていても，不安が「永遠に」続くものではないと

いうことがわかってきます。トラウマ記憶に立ち向かえば立ち向かうほど，馴化は早く起こるのが一般的です。
(4) 実際に起こったトラウマ体験と，それに似ているけれども安全なこととの違いがわかるようになります。たとえばレイプの被害を受けた人は，加害者を思い出させる男性に対しても似たような恐怖反応を起こすかもしれません。特定の加害者（たとえば，加害者の青い目）を繰り返しイメージすることで，その男を他の男性と区別できるようになり，そうすると，一般の男性に対しては同様の恐怖反応が起こらなくなるでしょう。
(5) 自分にはコントロールする力があり，実際にコントロールができるのだ，という自信を持てるようになるのを助けます。恐いという気持ちから逃げるのではなく，それを知った上でコントロールできるようになると，だんだん自分に対して良い感情を持つようになります。トラウマについて考えたいときは思い出し，そうでないときには思い出さないということができるようになるのです。不安になるかもしれませんが，やってみればできることがわかるでしょう。

想像エクスポージャーの実施

　治療者があなたにトラウマ記憶を思い出すように指示します。トラウマ体験が実際に起こる少し前の場面から始めていただくと，イメージの中に入りやすく，イメージにつながりやすくなります。状況が悪くなったり，恐いことになる少なくとも何分か前のところから始めるようにしてください。そして，危険がなくなるか，あなたがその場を離れるところまでのトラウマの出来事を通して語ってください。
　語っている間は，気が散らないように，そして心の中に映像を思い描けるように目を閉じてください。治療者は，そのつらい記憶をできるだ

け鮮明に心の中で描くように指示するでしょう。私たちはそのことを「トラウマ記憶に立ち戻る」と言っています。あなたが体験した出来事を今ここで起こっているかのように現在形で話してください，と治療者が指示します。トラウマの最中に何が起こっているか，できるだけくわしく，声に出して語ってください。あなたと治療者は，これを一緒にやっていきます。もし，不快な気持ちになったり，逃げ出したくなったり，イメージするのを止めてしまいたくなったら，そこにとどまれるようにあなたの治療者が手伝ってくれるでしょう。それから，あなたがトラウマ体験を思い出している間に，ときどき治療者が，不安の程度を0～100までのSUDSの尺度でたずねます。そのときは，想像するのを止めずに，トラウマが起こったときにどう感じていたかではなく，今日ここであなたがどのように感じているか，心に浮かんだ最初の数字を素早く答えるようにしてください。一定の長い時間，想像エクスポージャーを続けることが重要ですから，あなたがトラウマ記憶を語り終わったら，休憩をはさまないで，初めからもう一度続けて語っていただきます。1回のセッションで何回か繰り返していただきますが，何回になるかは，あなたが記憶を語るのにかかる時間によって変わってきます。大切なのは，たとえつらい記憶であっても押しのけないことです。たとえ嫌な記憶でも，記憶は危険ではないことを覚えていてください。想像エクスポージャーの最中は，治療者はあまり口をはさまないようにしますが，後でこの体験について話すための時間を設けてあります。

想像エクスポージャーの処理

　トラウマ記憶への想像エクスポージャーの後には，あなたはいろいろな感情や考えを抱くでしょう。そこで，治療者と一緒にその体験を処理していくことが重要となります。想像エクスポージャーに関してあなたが考えたことや感じたことについて説明するように，また，あなたの不

安がどうなったか注意を向けるように治療者が促します。出来事について話してみて，少しは楽になったでしょうか。物事が何か違うふうに考えられるようになってきましたか。たとえ楽になったと感じなくても，つらい記憶と向き合いそこにとどまる，という大変なことがしっかりとできていることを誇りに思ってください。これはおそらく大きな変化なのです。そこで出てきた重要な考えや信念についても治療者と話し合います。繰り返し記憶を思い出すうちに，物の見方が変化する人もいます。たとえば，トラウマとなった出来事を回避するのは無理だったとか，自分のせいではなかったとか，できる限りのことはやったのだということに気づくこともよくあります。エクスポージャーで，自分が悪いと思ったり，人を信じなかったりといった考えが出てきたら，そのことについても治療者と話し合います。トラウマに関するあなたの考えについて，以下の質問をチェックしてみてください。

・そういうふうに思い始めたのはいつですか。何がそうさせたのでしょうか？
・そう考えるとき，どんな感じがしますか？
・もし，あなたの娘さん（姉妹／友人）がそういうふうに考えたとしたら，あなたは彼女に何と言いますか？
・もし，あなたの息子さん（兄弟／友人）が同じような体験をしたとしたら，あなたは彼に何と言いますか？
・被害に遭ったことを今，あなたはどのように考えていますか？
・そのことで，自分のことをどう思っていますか？
・どうして今でもPTSDが続いているのでしょうか？
・今あなたに起こっていることは，トラウマが起こった後でよく見られる反応だとは思いませんか？

なかには感情を表すのが恐いという人もいます。一度泣き出すと止ま

らなくなるのではないかと思って，泣くのを恐れる人もいます。コントロールを維持しようと思って，記憶の処理を妨げるような行動を取る人もいます。たとえば激突する直前のこちらに向かって来る車や，加害者の顔や，武器で脅されていることといった，記憶のうちのとても恐い部分を思い描くことを避ける人がいます。そういうときには，今は治療室の中で治療者と一緒にいて安全であること，あなたは今記憶に立ち戻っているのであって，それが今実際に起こっているわけではないことを思い出すのが役に立ちます。

励ましの言葉

　恐怖に直面することは初めのうちはつらいことです。そうでないならば，この治療を受ける必要はないでしょう。それは勇気のいることです。勇気という言葉を私たちはいい加減に使っているわけではありません。勇気とは，恐怖を感じつつも，でもとにかくやってみることです。やってみる価値があることはわかっています。このプログラム，あるいは似たようなプログラムを経験して，最終的には元に戻ることができ，価値のある人生を取り戻すことができているという人々を私たちはたくさん見てきました。ここでの努力は，あなたの将来に十分見合うものだと思います。やってみれば違いがわかるでしょうし，あなたの家族や友人も違いに気づくでしょう。しかし，初めのうちは大変かもしれません。記憶を呼び起こし，そこにとどまって感じることを何度も繰り返すのですから。段々楽になっていくと知っておくことは助けになります。治療を受けてみようと決心されたのですから，やってみましょう。このチャンスを活かしてください。あなたが後悔するようにはならないことを私たちは知っています。どうかがんばってください。やってみる価値はあります。

宿　題

p.79にある宿題記録用紙を使って，セッション3～10で宿題に出た課題を記録してください。

※ 1日に1回，想像エクスポージャーを録音したテープを聴いてください[訳注7]。その際，眠れなくなったり悪夢を見たりしないように，就寝前にはテープを聴かないようにします。また，想像エクスポージャーを録音したテープを他の人に聴かせないようにしてください。あなたが，そのときの感情に触れながら自分の反応に注意しているときに，他の人の反応に対処しなくてはいけなくなるからです。他の人に聴かせると，その人がどんな反応をするのかが気になってしまい，あなたは大事なことを見逃してしまうかもしれません。

※ 想像エクスポージャーのテープを聴きながら，SUDSのレベルをこの章の最後にある「想像エクスポージャー宿題記録用紙」に書き込んでいきます。参考のために，課題を実行した記録例を2つ示します（図5.1，図5.2）。

※ 現実エクスポージャーの練習を毎日続けます。徐々に階層表のSUDSの高いものを行っていき，「現実エクスポージャー宿題記録用紙」（第4章参照）に書き込みます。もし，記録用紙がないときに現実エクスポージャーを実行する場合は，SUDSと状況，日付と時間をどんな紙でもいいので書きとめておき，後で記録用紙に写します。

※ セッション全体のテープを1回聴きます。

訳注7）イヤホンやヘッドホンを使っている人もいます。狭いところでも自分だけで聴くことができます。

想像エクスポージャー宿題記録用紙

お名前：B氏　　　日付：2005年9月8日

教示：想像エクスポージャーのテープを聴く前と後で，SUDSのレベルを0〜100の数字で記録してください。（0はまったく不快感がない状態，100はつらさや不安が極限でパニック状態）

テープ番号：7（第4回エクスポージャー　ホットスポット）

日　時	2006年3月2日 午後7時	同年3月3日 午後7時	同年3月4日 午後4時	同年3月5日 午前10時
SUDS（前）	50	50	40	30
SUDS（後）	40	30	35	30
最悪のSUDS	50	55	40	50

日　時	同年3月7日 午後7時	同年3月8日 午後6時		
SUDS（前）	30	30		
SUDS（後）	20	20		
最悪のSUDS	50	35		

図5.1　退役軍人の想像エクスポージャー宿題記録例

想像エクスポージャー宿題記録用紙

お名前：Sさん　　　日付：2006年3月1日

教示：想像エクスポージャーのテープを聴く前と後で，SUDSのレベルを0～100の数字で記録してください。（0はまったく不快感がない状態，100はつらさや不安が極限でパニック状態）

テープ番号：1（第1回エクスポージャー）

日　時	2006年3月2日 午後7時	同年3月3日 午後7時	同年3月4日 午後4時	同年3月5日 午前10時
SUDS（前）	80	80	70	40
SUDS（後）	70	70	50	60
最悪のSUDS	90	80	75	65

日　時	同年3月7日 午後7時	同年3月8日 午後6時		
SUDS（前）	50	40		
SUDS（後）	40	30		
最悪のSUDS	60	40		

図5.2　レイプ被害者の想像エクスポージャー宿題記録例

想像エクスポージャー宿題記録用紙

お名前：＿＿＿＿＿＿＿＿＿＿＿＿　　日付：＿＿＿＿＿＿＿＿＿＿＿＿

教示：想像エクスポージャーのテープを聴く前と後で，SUDSのレベルを0～100の数字で記録してください。（0はまったく不快感がない状態，100はつらさや不安が極限でパニック状態）

テープ番号：＿＿＿＿＿＿＿＿＿＿＿＿＿＿＿＿＿＿＿＿＿＿＿＿＿＿＿

日　時				
SUDS（前）				
SUDS（後）				
最悪のSUDS				

日　時				
SUDS（前）				
SUDS（後）				
最悪のSUDS				

宿　題
セッション3～10

お名前：＿＿＿＿＿＿＿＿＿＿＿＿　日付：＿＿＿＿＿＿＿＿＿

治療者：＿＿＿＿＿＿＿＿＿＿＿＿　セッション：＿＿＿＿＿＿

1. 呼吸法の練習を続ける。
2. 想像エクスポージャーのテープを1日1回以上聴き，想像エクスポージャー宿題記録用紙にSUDSを記録する。
3. 現実エクスポージャーの課題を毎日練習する。階層表のSUDSレベルの高いものを順番に行う。

＿＿＿＿＿＿＿＿＿＿＿＿＿＿＿＿＿＿＿＿＿＿＿＿＿＿＿＿＿＿＿

＿＿＿＿＿＿＿＿＿＿＿＿＿＿＿＿＿＿＿＿＿＿＿＿＿＿＿＿＿＿＿

＿＿＿＿＿＿＿＿＿＿＿＿＿＿＿＿＿＿＿＿＿＿＿＿＿＿＿＿＿＿＿

＿＿＿＿＿＿＿＿＿＿＿＿＿＿＿＿＿＿＿＿＿＿＿＿＿＿＿＿＿＿＿

＿＿＿＿＿＿＿＿＿＿＿＿＿＿＿＿＿＿＿＿＿＿＿＿＿＿＿＿＿＿＿

4. セッション全体のテープを1回聴く。

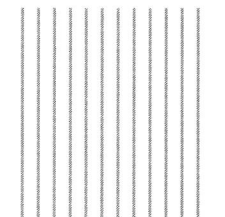

第6章

問題を予測し，解決する

本章の目標

- よく起こりがちな回復の妨げとなる問題について学びます
- 問題や困難があったときに乗り越える方法を学びます

　トラウマ体験をした人と実際にかかわってきた専門家が，治療経験をすべて動員して持続エクスポージャー療法（PE）を行っても，あなたと治療者が熱心に作業に取り組んでも，期待したほどPEの効果が上がらないことがあります。治療のこの時点では，自分がどのように反応しているか，またこのプログラムを行って期待する効果を上げるのを妨げるような問題があるかどうか，ということについて，ご自分でもいくらかわかってきているのではないでしょうか。外傷後ストレス障害（PTSD）症状が思ったほどに軽快しないとき，改善が妨げられているときによく起こっていることは，トラウマ記憶に立ち戻ってくわしく話すときに，回避してしまうこと（以前はこれがおなじみでした。覚えていますか？），情動的関わりが不足していること（アンダー・エンゲージ），あるいは過剰（オーバー・エンゲージ）であること，情動による苦痛に耐えられないこと，あるいは苦痛以外の**否定的な情動（たとえば怒り）**にとらわれていることです。こうした問題が生じていることがわ

かっているのなら，それは幸いなことです。治療者と一緒に乗り越えるために取り組んでいただけることがあります。

治療モデルの重要性

　PEの情動処理理論については本書の第1章で説明しました。問題を解決し，あなたにとって一番良い治療のプログラムを作るときに，この理論を踏まえておくことが重要です。

　たとえば，良い現実エクスポージャーの階層表とは，あなたにとって恐怖や苦痛な場面，あなた個人の恐怖に合わせた場面で構成されているものです。現実エクスポージャーの課題はあなたに合っているでしょうか？　あなたにとって意味あるものですか？　あなたの恐怖の核心を突いていますか，それとも，どうということのないものですか？　そうだとしたら，それほどきつくないのではありませんか？　理論を踏まえることが，治療を計画し，修正しようとするときにはいつでも役立ちます。

　たとえば，ある患者さんは，想像エクスポージャーを行う間はいつもトラウマ記憶について，非常に短くしか語りません。そしてその間中，懸命に自分の感情を閉め出していますが，それではおそらく恐怖構造の重要な部分をすべて頭に思い浮かべることはできていないでしょう。この患者さんは，トラウマ記憶に関連している気持ちや考えやイメージを避けているのです。もしこういうことがあなたに起こっているならば，あなたは次のことを思い出す必要があります。回避することは無理もないことですが，どうしてこの回避がPTSDからの回復を妨げるのかを思い出し，トラウマ記憶のすべての側面で情動的関わりを強くするための方法を見つける必要があります。そうすればトラウマ記憶の情動の処理が進んでいくでしょう。

現実エクスポージャーと想像エクスポージャーの
　効果的な施行

1. 現実エクスポージャーの修正

　2回目のセッションで，トラウマに関連した恐怖や不快感を引き起こすのではないかと恐れてあなたが避けている（あるいはできるだけ短くして耐えている）状況，場所，人々，活動のリストを治療者と一緒に作りました。それぞれの段階の課題を，そこで感じた不安や苦痛が減って，その場面が困難だとか危険だとか思わずに向き合えるようになるまで繰り返し練習し，階層表の下から順に段階的に上がっていくのが現実エクスポージャーの標準的な進め方です。

　PTSDを持つ患者さんは，治療中ずっと恐ろしい場面を回避したいという気持ちと格闘するのが普通です。回避をしたくなるのはごく普通であり，無理もないことですが，これまで繰り返し説明したように，回避をするとトラウマ体験に関連した恐怖と不安が持続します。あなたが現実エクスポージャーの課題を実行するのに苦労しているときは，階層表の場面を不安の段階に応じてさらに細かく刻んで設定し直すとよいでしょう。現実エクスポージャーで設定した場面に向き合うことが，今は難し過ぎるとわかったら，それほど難しくなくするか，SUDSレベルを下げる方法を考えます。友人や家族が付き添って現実エクスポージャーを行えば，（第4章で示したショッピング・モールで現実エクスポージャーを行った女性の例のように）苦痛がやわらぐかもしれません。あるいは，時間帯や場所を変えてみることで，苦痛が減少して課題を実行するのが容易になるかもしれません。修正された（簡単になった）エクスポージャーの場面を乗り越えたら，以前には向き合えなかったもっと難しい場面に進むことができます。

　治療が進み，現実エクスポージャーが手順通りに問題なく繰り返され

ているように見えても，恐怖が軽減されていかないことがあります。このような場合には，現実エクスポージャーの最中にあなたが実際に**何をしているのか**をくわしく見る必要があります。どのようにエクスポージャーの課題を行っているのか，どのくらい時間をかけているのか，いつ止めているのかを正確に考えてみます。恐怖が軽減されるまで十分に時間をかけてその場所にとどまっているでしょうか。それとも，まだ不安が高いうちにその場所から逃げ出したりしていませんか。「安全な」人々とだけつき合ったり，店が混雑していないときにしか買い物をしなかったり，いつも女性の従業員やレジ係を選ぶというような巧妙な回避や「安全な行動」を取っていないでしょうか。こうした行動を取っている限り，あなたが安全行動を取らなくてもその場面が危険でないことを理解するのを妨げ，恐怖は軽減されません。

　最後に，自分でも気づかずに回避をしていないかを確かめる必要があります。ある女性患者さんはセッションの後で出された現実エクスポージャーの宿題を真面目に行っていたのに，まったく馴化（慣れ）が見られませんでした。それどころかPTSD症状が治療前よりも悪化してしまい，私たちはその理由がわからずに困ったことがありました。そこでその患者さんを担当していた治療者は，改善しない原因を探るために彼女からくわしく話を聞いてみると，彼女は現実エクスポージャーの宿題を実践している間，情動を切り離していたことがわかりました。そればかりか，エクスポージャーの課題をしていないときであっても，そのトラウマ体験を思い出させるきっかけや，考え，感情のすべてを，常に，意図的に完全に回避していたのです。その患者さんと治療者は，それほど広い範囲にわたって彼女が回避をしていることに気づいていませんでした。治療者は，回避が治療の効果を妨げているからだということを患者さんがわかるように手助けし，彼女は日常生活の中で自分がどれほど回避行動をしているかに気がつき，それを減らし始めました。するとPTSD症状は急速に改善し始めたのです。別の患者さんは，現実エクス

ポージャーの指示に従って，夜間に1人で外出する時間を増やしてみましたが，明らかな効果が見られませんでした。くわしく聞いてみると，彼女は，帰りの車からまだ降りてもいないうちから自宅の玄関の鍵をしっかりと握りしめ，車から降りると玄関に駆け寄り，ひどく焦りながら鍵を開けていたことがわかったのです。玄関の扉を急いで閉め，バタンと閉まる音を聞いて初めて，やっと危険から逃れられたと感じていたのです。私たちは，そのようなエクスポージャーは**治療的でない**ことを説明する必要がありました。重要なのは，彼女が玄関の外の暗闇には何も怖いものはないと心から納得することでした。

2. 想像エクスポージャーの修正

　PEの想像エクスポージャー，すなわちトラウマ記憶に立ち戻って繰り返し話をする場合は，トラウマ記憶やその記憶と向き合う際の気持ちの動きに，情動的に関わることができるように行います。トラウマ記憶に想像の中で繰り返し向き合うことで，恐怖構造に関連づけられたイメージ，思考，感情が整理され，統合されるのです。あなたのトラウマ体験が処理されて消化されるためには，記憶と，また引き起こされる感情と情動的につながっていて，しかも自分がコントロールを保っていて不安に圧倒されることがないと感じられることが重要です。想像エクスポージャーを体験すると，トラウマ記憶を思い出して語ることは危険ではなく，不安は永遠に続かないということを学べるでしょう。

　PTSDを持つ患者さんは，トラウマのことを考えたり，そのことを話すときには，感情を遮断しようとするのが普通です。そのために想像エクスポージャーの標準的な手続きは，情動的な関わりを促進するように工夫されています。あなたは目を閉じ，トラウマの場面をまるで今起こっているかのように鮮明に目の前の映像として思い描き，現在形を使ってくわしく説明しながら，トラウマ被害を受けている間に体験した思考，情動，身体的な感覚，行動について語るように求められます。治

療者は，患者さんが言葉にできていない部分をくわしく話すように促し（例：「今何を感じていますか」「今何を考えていますか」など），あなたがトラウマ体験を思い出して語っている間，常にその苦痛のレベルに注意を払います。私たちの経験では，情動的関わりで最もよく起こる問題は，情動的関わりが不足する「アンダー・エンゲージメント」であることは間違いありません。逆の場合は滅多になく，例外的に，トラウマ記憶をくわしく語る際に情動に圧倒され，コントロール感を失うことがあります。これは「オーバー・エンゲージメント」と呼ばれます。

3. アンダー・エンゲージメント

PEで使用される「アンダー・エンゲージメント（under engagement：情動的関わりの不足）」という用語は，トラウマ記憶の情動的な要素に触れることが困難になっている状態を示します。この現象は想像エクスポージャーで見られることが最も多いのですが，現実エクスポージャーで起こることもあります。想像エクスポージャーの最中に，トラウマについて非常にくわしく説明しているのに，情動的に切り離されていたり，その場の情景を思い浮かべられないという場合があります。そういう人は，気持ちが麻痺しているとか，現実から切り離されている感じがすると説明します。アンダー・エンゲージメントでは，エクスポージャーのときに報告される苦痛と不安のレベルは低いのが普通です。けれどもそれとは逆に，高い苦痛のレベルを報告しているのにもかかわらず，顔の表情や声の調子，身振りなどの非言語的な行為からは，それほど高い苦悩が見てとれない場合もあります。アンダー・エンゲージメントに陥っている人の話し方は，不自然であったり，出来事から距離を置いているようで，トラウマとなった出来事を当事者としてではなく，まるで警察の調書を読むように語ることもあります。

情動的関わりを促すためには，まずは標準的な手続きに従って，目を閉じたままで，現在形を使って話します。そのほうが，記憶に情動的に

つながりやすくなります。そのときの身体の感覚，感情，考えについて，なるべくくわしく話すようにします（例：見えているものについて話す，部屋の様子を話す，どういう匂いか話す，着ている服について話す，感じていること，考えていることを話す，など）。

　気持ちが動転するようなことがあっても，記憶は危険ではなく，記憶を思い描いてくわしく語ることは，トラウマを再体験することや，もう一度同じような被害に遭うのと同じではないと忘れないことが重要です。記憶を思い描いて苦痛を感じるのは危険ではないことを思い出してください。私たちの調査研究によると，トラウマ記憶に情動的につながることが回復を助けるという結果が示されています。情動から身を守るために作った心の垣根から，自分自身を助け出すにはどうしたらよいでしょうか。残念ながら，その垣根を越える以外に苦しみから抜け出すことはできません。がんばって，感じるべきすべてを自分に経験させてこそ，垣根を越えることができるでしょう。自分を守りすぎると，今いる場所で立ち往生することになりかねません。

4．オーバー・エンゲージメント

　PEでは「オーバー・エンゲージメント（over engagement：情動的関わりの過剰）」という用語は，トラウマ記憶の想像エクスポージャーや，トラウマ体験を思い出させるものに対する現実エクスポージャーによって過剰に苦痛が引き出される状態を示します。恐ろしい記憶やイメージと想像の中で向き合うことは，通常，気持ちが動揺するものです。特にPEの初めのほうの段階では，動揺して涙を流す人も少なくありません。想像エクスポージャーの経験から学んでいただきたいのは，たとえ苦痛であっても記憶は危険ではないこと，あなたはおかしくなったり，コントロールを失ったりしないこと，そして，不安は永遠には続かないということです。

　もしも，それがあなたにとって困難で，トラウマ体験を思い出して語

る際に感情が動揺してしまって，それが危険ではないということが理解できないときには，あなたと治療者に実践していただきたいことがあります。

　地に足をつけて今は安全だと感じることが難しいですか。トラウマの記憶を思い出すことは，トラウマを実際に再び体験するかのように感じてしまいますか。想像エクスポージャーの最中に，当時と同じ身体の感覚がよみがえったり，フラッシュバックを生じたりしますか。治療者の質問や指示に答えられますか。今現在の経験から切り離されたり，解離していると感じますか。完全に被害を受けていたときに戻ってしまい，治療室で語るというよりも，まるで今そのことが起こっているように感じますか。行き詰まっていると感じますか。

　想像エクスポージャーの手続きを修正するときに，初期の目標となるのは，トラウマ記憶の一部でもよいからうまく話せるようになることです。つまり，苦痛をコントロールしながら現在という時間に足をつけて踏みとどまるようにすること，今は安全であることを理解したうえで話せるということです。それは動揺を感じないという意味ではなく，あなたがトラウマ記憶に立ち戻ることが危険でないことを学ぶことができ，トラウマについて新しい視点で考えることができることを意味します。

　最初の一歩は，情動を促進するための手続きと逆にするか，あるいは変更することです。思い浮かべた情景を目を開いたままで語ったり，トラウマ記憶を現在形ではなく過去形で語るようにします。この2つの変更だけで情動の関わりが十分に下がることがあります。トラウマを乗り越えて進んできたことや，想像エクスポージャーでは，治療室に片方の足を置き，もう片方の足は記憶の中に置くことを思い出すことも役に立ちます。

　オーバー・エンゲージメントに陥っている人のためのもう1つの選択肢として，トラウマ体験を語る代わりにトラウマについての話を書くという方法があります。これはセッション中に行ってもよいですし，次の

セッションまでの宿題としても行うことができます。この方法を試すときには，起こったこと，そのときに生じた考え，感情，行動，感覚を，何が起こったかということと同じようにくわしく書いてください。セッション中に行ったときには，トラウマについての話を書き，よりコントロールしながらできるようになってきたら，次の手順として，その話を音読することもできます。

効果的なエクスポージャーを妨げるもの

1. 回避

　恐れている状況や記憶に向き合うことは，すぐにでもそこから逃げ出したいとか，目を背けたいという気持ちを引き起こすのが常です。ですから，エクスポージャーを効果的に行おうとするとき，回避は最もよく出会うことになる問題であり，それは治療室の中でも外でも生じてきます。数回のセッションが終わった治療の中盤で，回避が問題となることがよくあります。それは，「良くなる前に一時的に悪くなる」という治療の段階であるとも考えられます。

　回避をしたくてとても苦労しているのなら，そういう気持ちがPTSD症状の一部であり，だからこそ治療をやっているのだということを思い出してください。エクスポージャーが簡単だというなら，すでに治療は完了しているようなものです。回避は短期的には不安を軽減するけれども長期的には恐怖を維持してしまい，回避したいと思っている状況（あるいは思考，記憶，衝動，イメージ）が有害でも危険でもないことが学習できなくなることを思い出してください。

　この章ですでに述べたように，現実エクスポージャーをていねいにふりかえり，より細かく不安の段階を刻んで課題の割り付けを設定し直す必要があるかもしれません。私たちは，たとえばそれは，ちょうどエクスポージャーと回避の境に建つ塀の上に座っているようなものだ，と説

明することがあります。この塀を取り除くことは確かに難しいけれども，そこに座り続けることは恐怖を長引かせ，治療を遅らせてしまいます。望まないのに不安が生じているのなら，むしろそれを克服して立ち直るために「感情を**自分から招き寄せるように**」と励ますこともあります。PE の主要な目的のひとつは，不安は不快ではあるけれども危険ではないことを学ぶことです。そのためにこの治療を通じて，トラウマに関連した恐ろしい状況や記憶を避ける代わりにトラウマに向き合い，その不安に耐えるにはどうしたらよいのかを学習するのです。

　最後に，そもそもなぜあなたが治療を求めてきたかを思い出すことも役に立つかもしれません（たとえば PTSD 症状のために生活が満足に送れないなど）。苦しいときも，やる気を失わないことが大切です。

2. 怒りなどの否定的な情動

　もともとエクスポージャー療法は，極度のもしくは非現実的な不安を軽減する治療として考えられました。しかし長年にわたって PTSD で苦しむ人々の治療に取り組んできて，この治療法は恐怖や不安以外の情動についても処理を促進するということがわかりました。PE の治療が進むにつれて，さまざまな強い情動がかき立てられ，賦活されることがあります。想像エクスポージャーの最中に限らず，トラウマについて取り組んでいるときには，怒りや憤り，悲哀，悲嘆，恥，罪責などを感じることがよくあります。これらの中で，これまで最も注目されているのは怒りです。

　トラウマのことを考えているときに，怒りを感じるのは普通のことですし，もっともなことですが，それにとらわれるのは良くありません。私たちは，恐怖や悲しみよりも怒りを感じることのほうが楽だと言う人をたくさん見てきました。あなたがどれほど怒っているか，その怒りのほうが逆にあなたをとらえていないかどうか考えてください。あなたがその怒りから逃れるためにはどんなことが必要か考えてみてください。

前に述べたようにエクスポージャー療法は，すべての人に適しているわけではありませんが，PTSDの症状の改善について他の治療法よりも強力な証拠を示しており，特に除外すべき理由がない限りは第一選択の治療介入法であるとされています。私たちは，たとえ何か問題が起きても，可能な限り工夫をして，PEを治療の中心として継続することを勧めます。PTSD症状や抑うつ症状，その他の関連症状を改善し，同時にあなたの自信と自己効力感を高めることによって，現在と将来のあなたの対応力をより良いものにしてくれるでしょう。治療をやるのは大変でも，努力してみる価値があると私たちは考えます。がんばって，このチャンスを最大限に活用してください。

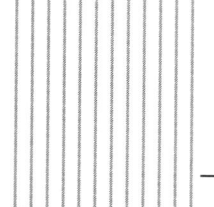

第7章

中間セッション
―セッション4から治療の終結まで―

本章の目標

- 宿題をふりかえります
- 想像エクスポージャーを使ってトラウマ的な記憶に立ち戻り，くわしく話します
- セッション5では，治療の進み具合に従って，「ホットスポット」にさらに焦点を当てます（ホットスポットとは記憶の中でいまだに最も苦痛や不安を引き起こす部分です）
- トラウマ的な記憶に立ち戻って話した経験について話し合います
- 次の週の宿題を決めます

宿題のふりかえり

　自分がトラウマの記憶に向き合うこと，またトラウマ体験を思い出させるけれども実際には安全な場面に向き合うことが，どのように事件を過去のことにするのに役立つかについて，ここまでの治療の中で，理解していただきたいと思います。それから，あなたの処理を促進するために，毎日数時間，宿題を行っていただきたいと思います。想像エクスポージャーのテープを毎日聴かなくてはなりません。ただ受身的に「聴

く」のではなく，セッションの中で治療者と行っているように，想像エクスポージャーに入り込むようにしてください。他の人がテープを聴くことのできない，1人だけの静かな場所で想像エクスポージャーの宿題を行ってください。エクスポージャーの間は目を閉じます。長い間目を閉じていても安全でいられる場所であるかどうかを確認してください。あなたがテープの中で話していることを心の目で思い描いてみてください。そして，わき起こってきたすべてのことを感じて，イメージ，記憶，感情をそのまま心にとどめておいてください。想像エクスポージャーの後は，その経験を自分で処理していくために数分の時間を取ってください。そして，あなたの反応がどのように変わったか，まだあなたが取り組まなければならないことは何かについて考えてください。不安は減ってきましたか？　怒りを感じていますか？　落ち込んでいますか？　まだ自分自身を責めていますか？　自分自身を窮地から救い出しつつあるでしょうか？　また，自分にできることはがんばってやったのだとわかり始めましたか？　こう考えるべきだと自分の考えを無理に変えようとしないでください。そうではなくて，考えや感情が変わることを受け入れられるように心を柔軟にしていましょう。あなたをいつもひどく困らせてきたさまざまなことに対する苦痛が減っていることに気づいたとしても，驚くにはあたりません。それは，トラウマ体験自体がたいしたことではないということを意味するのではなく，それが今のあなたの人生へ与える影響が少なくなったことを意味しているのです。

　現実エクスポージャーの練習に対して，できるかぎりの努力をしていますか？　練習にはとても時間がかかると思いますが，かける時間が多いほど，そこから多くの利益を本当に得ることができます。この治療プログラムはそれほど長くなく，数カ月よりは数週間と表したほうがよい程度の長さです。ですから，その治療期間になるべく多くの努力を注ぎ込むことは，十分引き合います。あなたは現実エクスポージャーがより簡単になっていることに気づいていますか？　この治療のためにつぎ込

んでいる自分の努力を，自分自身でもほめて励ます必要があります。

想像エクスポージャー

　セッション4または5で，あなたに起きたことの記憶に立ち戻ってくわしく話すこと（想像エクスポージャー）をセッションで行うときに，治療者が次のように言います。

　「なるべく時間をかけてトラウマを話し，あなたが見ているもの，聞いていること，感じていることのさらに詳細な部分に焦点を当ててください」

　ここでも5分ごとにそのときのSUDSを言うようにします。常にトラウマのイメージから離れないように，なるべく早く点数を言うだけにしてください。前と同じように，目を閉じて，トラウマ体験のときに起きたことをありありと想像してください。ちょうどそれが今起きているかのように，現在形を使って，実際に起きたこと，感じたこと，考えたことについて話してください。この回では細かいところまですべて話してみましょう。記憶の中にあることは**すべて**声に出して言います。話したことがどう聞こえるかは心配しないでください。想像エクスポージャーは，中断せずに30〜45分間，苦痛のレベルが下がるまで続けます。苦痛のレベルが下がるのにしばらくかかるかもしれません。実際に，苦痛のレベルが下がったり「慣れ」るまでには，想像エクスポージャーのセッションを数回行わなければならないこともあります。そういうときには，なかなか下がらないということが，この先も良くならないとか治療から利益が得られないことを意味するわけではない，ということを思い出すことが大事です。人によって良くなる速度は異なります。また想像エクスポージャーのセッションが終わるまでに良くならなかったとしても，治療によってより悪くなることはないことが私たちの研究によって明らかになっています。

想像エクスポージャーの間，感情を浮かぶままにしておくことは難しいと思いますか？　以下のことを忘れないようにしてください。治療者の面接室は安全です。そして，トラウマの記憶に立ち戻ることの大切な部分は関連する感情にしっかり触れることなのです。たとえ混乱や不安を感じたとしても，記憶は危険ではないということを思い出してください。あなたのほうがあなたの記憶よりも強いのです。

　セッション5あたりから治療の進展に従って，「ホットスポット」にだんだんと焦点を当てるようにしていくことが役立ちます。「ホットスポット」の手順を次に示します。

ホットスポット

　これまでは，想像エクスポージャーをするときは，あなたに起きたことの全体の記憶をくわしく話してきました。あなたは進歩し，最初に予想したとおり，少なくとも比較的苦痛でない記憶の部分では不安が減り始めているはずです。ここまで進んだら，あなたと治療者は想像エクスポージャーを少し違うやり方で行います。

　トラウマ経験（上記のように，たいていは比較的苦痛でない記憶の部分）への慣れの効果が生じ始めたら，最も大変だった箇所の情動を処理していけるように，別のやり方を行ってみます。あなたと治療者は，前回のエクスポージャーの中で，あるいはこの1週間，想像エクスポージャーのテープを聴いてみて，どの部分に一番動揺したのかについて話し合います。次のセッションでは（おそらくセッション5になるでしょう），記憶の最初から最後まで話すことはしません。そうではなくて，この「ホットスポット」，つまり記憶の中で最も苦痛と思っている部分を，一度にひとつずつ，その記憶に戻って繰り返し話すようにします。初めにひとつのホットスポットを選んだ後，それだけを何度も何度も繰り返して話します。スローモーションの動画を見ているように，何が起

こったかを細かいところまでくわしくしっかりと説明します。何を感じているのか，何を見ているのか，何を聞いているのか，そして何を考えているのか，話しましょう。いわば「すりきれて」しまうまで，またはSUDSレベルがぐっと下がるまで，繰り返して話します。その部分が完全に処理されたように思えたら，次のホットスポットに移ります。それは，マッサージのときに，凝り固まったところがなくなるまで，その部分を何度もマッサージすることに似ています。ある患者さんは，一部分が飛んだレコードを聴くことに似ていると言いました。私たちが飛ばした部分に取り組めば，そこを飛ばさずにスムーズに全体を聴けるようになるのです。また別の患者さんは，抗生物質による治療が効いて全体的に調子が良くなり始めた後に，感染を引き起こしていた傷口を直接消毒することにたとえました。

　ホットスポットの作業が終わって，これらの最悪の場面をそれほど苦痛なく思い描いて語ることができるようになったら，再びトラウマの記憶の全体をひとつの話として話します。この作業は最後のセッションか，もしくは最後から2回目のセッションで行います。PEの目標を思い出してください。PEをやると，秩序立った，全体が見える話ができるようになります。そのとき何を考え，感じていたかを含め，あなたに起こったこと全体の話ができるようになるのです。

　1つ以上のトラウマか，1回以上の繰り返しのあるトラウマを経験した人では（たとえば，小児期の性的虐待や，戦争での繰り返される出来事など），いくつかのトラウマ的な記憶に想像エクスポージャーの焦点を当てる必要があります。あなたと治療者が最初の記憶で進歩が見られたと思うまで，次のトラウマ記憶には移らないほうがよいでしょう。なぜなら，「最悪な」トラウマ記憶や最も再体験症状を引き起こしている記憶について最初に焦点を当てて話すと，その記憶の治療効果はたいてい他のトラウマ記憶にも広がるために，それらの記憶について始めようとしたときにはすでに嫌なものではなくなっていることがあるからで

す。しかし，他の記憶もまだ苦痛な状態であれば，同じようにその記憶についても扱いたいと思うでしょう。そうしたら，その記憶についても話すことが必要であるかどうか，治療者と話し合って一緒に決めます。

想像エクスポージャーの処理

　セッション3でくわしく述べたように，あなたがトラウマの記憶に立ち戻って話し終わった後で，想像エクスポージャーの処理をしていきます。トラウマ記憶に立ち戻ってくわしく話した体験，トラウマについてどのように考えて感じているか，記憶を処理していくにつれあなたが気づいた変化，トラウマがあなたの人生に今持っている意味は何かについて，このときに話します。トラウマ体験が自分の人生にどのような影響を与えていて，あなたのトラウマについての考えがどのように変化しているか話すことになります。また，効果を発揮し続けるためには何が必要かについても話します。たいてい，治療が進展すると，トラウマに関する新しい視点が得られます。これらの新しい視点はより現実的になり，トラウマの記憶は強い苦痛や不安の引き金にならなくなります。他のトラウマに関連したネガティブな感情（悲しみ，恥，怒り，罪悪感など）も，たいていは減少します。

　トラウマの記憶に立ち戻ることの目標は忘れてしまった記憶を回復させることではありませんが，トラウマ体験の中の最も恐ろしかった瞬間を特定すると，ホットスポットの中で忘れていた記憶の断片が出てくることがあります。たとえば「もう二度と両親に会えないと思いました」とか，「きっと彼に目を殴られて失明してしまう。生き残っても仕事はできないと思いました」などです。これらの困難な瞬間に焦点を当てて立ち戻ること，またそのことについて治療者と話し合うことはとても重要です。

現実エクスポージャー

　現実エクスポージャーは毎日宿題を続けましょう。治療の進展に従って，現実エクスポージャーの階層表を下から上へのぼっていくようにします。宿題を行うことが簡単になり，理想的には不安や不快な感じが軽くなるまで，それぞれのエクスポージャー項目について練習を続けなくてはなりません。あなたの不安が下がって自信がついてきたら，自分の生活を「取り戻す」ためにできるだけ宿題を続け，日々の生活の中で現実エクスポージャーの課題に取り組む方法を探すようにしましょう。

宿　題

※ 呼吸法の練習を続けましょう。
※ 想像エクスポージャーのテープを毎日聴きます。
　注）眠りを妨げてしまうため，寝る前にエクスポージャーのテープを聴いてはいけません。また，他の人にテープを聴かせてはいけません。自分のことを整理しているときに，他の人の反応についても対処することで，回復を困難にして欲しくないからです。他の人がテープを聴いていると，その人がどう反応するか気になってしまうでしょうから，話の重要な部分ではその場を去るようにしましょう。そして，一番最後に行った想像エクスポージャーを聴きましょう。それより前のセッションのエクスポージャーに戻って聴いてはいけません。治療の進展に従って，トラウマについて話したり，考えたり，感じたりする方法が，おそらく移り変わっていくからです。大切なのは，トラウマの処理が進むにしたがって，あなた自身も前進しているということです。
※ 想像エクスポージャー宿題記録用紙を使って，想像エクスポージャーの反応へのあなたの反応を記録しておきましょう。
※ 現実エクスポージャーを毎日続けます。SUDS レベルの階層表を上にあがっていくようにして，練習したら現実エクスポージャー宿題記録用紙に記録しておきます。
※ セッション全体のテープを1回は聴きます。

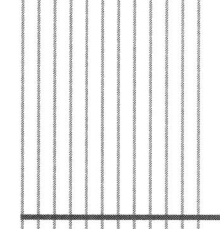

第8章

最終セッション

本章の目標

- 引き続き想像エクスポージャーを行ってあなたのトラウマ体験に立ち戻り，くわしく話します
- 治療の中で進歩したことを治療者と一緒にふりかえり，今後も練習を続けていけるように話し合います
- 治療のまとめをします

想像エクスポージャー

　この最終セッションでは，20〜30分間で想像エクスポージャーを行います。このセッションでは，ホットスポットだけをやるのではなく，トラウマ記憶の全体をおさらいします。トラウマ体験の始まり，中間，終わりまで通して話をすることが重要です。治療もここまで来れば，あなたのトラウマに対する考えや気持ちも変わっているでしょうし，思い出すトラウマ体験のストーリーもそれを反映したものになっているでしょう。想像エクスポージャーを終えたら，これまでやってきたように，想像エクスポージャーの体験について話をします。つまり処理をし

ていきます。しかし，このセッションでの話し合いでは，この治療を通じてあなたの想像エクスポージャーがどのように変化したかについて話すことがとても役立ちます。初めてトラウマ記憶に立ち戻り，くわしく話したときにどのように感じたか，憶えていますか？　そのときに比べて，今日の想像エクスポージャーはどのように感じますか？　トラウマの記憶や人生の中でのトラウマの位置づけに，何か変化はありましたか？　今，あなたはトラウマ体験について以前とは違う見方をしていますか？

治療プログラムで学んだスキルをまとめる

　あなたはとても良くなっているだろうと私たちは考えていますが，将来の「再発」に備えてほしいとも思っています。将来，外傷後ストレス障害（PTSD）症状が戻ってきたり，悪化したかのように感じられることがあるかもしれません。ストレスがかかったときや，変化が起きたときに，そのように感じることがあります。引越し，就職，結婚，出産，子どもの独立，子どもの結婚は，普通は幸せな出来事です。でも，そのようなこともストレスになり得ます。あなたの身体は，極度のストレスが起きたときにはPTSDの症状を出すことを学習していますから，将来，そのような症状の出現に気づくかもしれません。例えば，トラウマについての考えやイメージが頭に繰り返しよみがえってくることが増えたり，他人との接触を避けて引きこもってしまったり，トラウマを思い出させるものを避けるようになったり，とてもイライラしたり，睡眠の問題が生じたりなど，PTSDの症状が出ていることに気づいたら，そのような症状によく注意を払うことが大切です。自分の習慣にいつも気をつけて，症状を減らすのに役立つと学んだことを確実に実行してください。どのスキルがあなたに一番合っていたか，今後のために何を憶えておく必要があるかについて考えて，このワークブックに書き留めてくだ

さい。

　すべての課題を終えた今，あなたが進歩してきたことをまとめ，あなたが学んだスキルについてふりかえることは重要です。あなたはこれまで，たくさんの時間とエネルギーを使って，治療に取り組み，宿題を行ってきました。そして，トラウマ体験のときに起こったことを処理してきました。トラウマ記憶を繰り返し思い出してくわしく話し，また，長い時間をかけて現実エクスポージャーを行い，恐怖や危険を感じるようになった人々や状況に近づいていくように努力してきました。あなたが今どう感じているか，治療の中で役立ったことと役に立たなかったことは何か，これからどのようなスキルを学ぶ必要があるのか，そしてこれからどうしていくかの計画について話し合う良い時機です。

　ここで，セッション2で作った現実エクスポージャーの階層表を使います。治療者が表に載っている状況を読み上げるので，「**今，まさに**」その状況にいると思い浮かべ，どう感じるか想像してください。治療者は，各状況にあなたが今直面しているとしたときのSUDSをあなたにたずねます。リストのすべての項目についてSUDSを答えたら，セッション2でつけたSUDSと今回のものとを比べてみてください。うれしい驚きがあると思います。この治療で扱ったほとんどすべての項目で，SUDSレベルは大きく下がっています。これがあなたにとって何を意味するのかを考えてみてください。この治療の中で，どうしてこんなことができたのか，あなた自身や，世の中について何を学んだのかを考えてみてください。これがどれだけ大変だったか，どんなに物事が変わったのかを考えてみてください。そして，あなたがどんなにがんばったかを思い出してください。あなたはこれだけSUDSを減らすことができたのです！

　治療前と治療後のSUDSの点数を注意深く見て，あなたの学んだことを考えてみましょう。どの状況で，一番点数が下がっていますか？このような変化をもたらすのにあなたが何をしたか話し合ってくださ

い。ほとんど「0」になったものがありますか？　それは，あなたがその状況についてたくさん練習したからですね。私たちがお会いした患者さんの多くは，治療を開始したときには，このような状況のいくつかが全く気にならなくなるとは思っていません。あまり変化がなかった状況はどれですか？　そのような状況は，どうしていまだにあなたに不安をもたらすのでしょうか？　そのような状況からあなたは何を学びますか？　あなたは何をすることが必要だと思いますか？　多くの場合は，十分に練習ができなかった状況です。治療者と一緒にやるエクスポージャーはこれでおしまいですが，それでエクスポージャーの練習は終わりというわけではありません。まったく正反対です！　あなたは，新しく身につけた良い習慣を保っていく必要があります。まだいくつかの状況に苦痛を感じているなら，治療の中で練習した他の状況と同じように，現実エクスポージャーの宿題として取り組んでいく必要があります。治療者は，このような状況に取り組んでいく計画を考える手伝いをします。また，治療中に向き合ってきた行動や状況に対してまた不安が増加しないかどうか気をつけていてください。もし，またそんな不安を見つけたときには，あなたはどうすればよいでしょうか？（ヒント：あなたは，良くなるために何をしてきましたか？）

　あなたがこの治療で学んだことは，ひとつのアプローチ，つまりトラウマへの接近法だということを心に留めてください。その方法はまさに**「近づくこと——アプローチ」**であるわけです。気が動転するからといって，何かを避けないでください。克服するためには，それに取り組む以外に道はないのです。近づく練習をすること，恐怖に向き合うこと，難しくても怖くても取り組むことを続けてください。あなたは本当によくがんばり，多くのことをやり遂げてここまで来ましたが，実践し続けるというのは新しい習慣です。治療が終わるときに，今，塀の上に乗っているようで，これからどちら側にも行けるような気がする，と話す患者さんたちがいます。回避という，以前の習慣のほうに落ちていか

ずにやっていきましょう．これは，フィットネスのエクササイズ・プログラムのようなものです．がんばって目標を達成したとしても，その後にエクササイズを止めて，好きなだけ食べていたら，以前の習慣に逆戻りして，せっかく達成したものを失ってしまうでしょう．アルコール依存も克服したPTSDを持つ患者さんの1人が，治療の最後のセッションで次のように話してくれました．

「私は今，再び訓練を受け，新しいスキルと，新しい習慣を身につけたような気分です．アルコールのほうの治療とよく似ています（2つの治療は同時に行われていました）．アルコールの治療プログラムでやっているように，PTSDの治療のほうも，毎日，練習し続ける必要があると思っています」

まさにそのとおり！　あなたも，エクスポージャーを練習し続ける必要があります．気持ちが動揺するけれども実際には安全な記憶，気持ち，状況に対して，嫌な気分にならなくなるまで向き合い続けてください．

ぜひ，あなたが治療で学んだことを確認し，良くなるために役に立ったことを考えてみてください．次に挙げるような質問について考えたり，治療者と話し合ったりしてみてください．

・あなたはどうやって，これだけの変化をなしとげたのでしょうか？　この変化が起きたのは治療の中でどんなことをしたからでしょうか？
・ある特定の場面での不安や不快感のレベルについて，何がわかりましたか？
・あなたは何を学びましたか？
・不安や不快感を減らすために何が一番役に立ちましたか？
・まだ心配なことはありますか？　どうすればよいと思っていますか？

あなたはこれから数カ月間，時間と手間をかけて，学んだスキルを練習し続ける必要があります。もし何か困難が生じたら，治療者に連絡して，追加セッションを行うとよいでしょう。

卒　業

こうした持続エクスポージャー療法（PE）のような治療は，あなたにも治療者にも非常に強い感情を引き起こすことがわかっています。ですから，治療を終わるのがつらいと感じることは，珍しいことではないのです。きっと，あなたは治療者を信頼するようになり，難しい取り組みを一緒にがんばってきたことでしょう。お別れの挨拶をし，あなたがこの治療関係から学んだことについて考える時間を取りましょう。多くのトラウマ被害者にとって他人を信頼することは難題のひとつです。そういう人が，トラウマ体験の詳細を分かち合うようになり，治療者のことをそのように信頼できるようになったことは，驚くべきことです。もしあなたもそういうふうになったとしたら，これはあなたにとって素晴らしい貴重な経験です。あなたは再び誰かを信頼するということができて，誰かがあなたの側にいてくれて，またあなたも誰かが側にいてもよいとわかる――これは素敵なことだと思いませんか？　あなたがこのことを他の人との間にも，またこれからの人間関係でも経験できたらよいですね。

繰り返しになりますが，あなたが達成したことと，まだ少し取り組みが必要なことをよく検討してください。呼吸再調整法はどのくらい役に立ちましたか？　あなたはどのくらい想像エクスポージャー（録音を聴く）の練習をしましたか？　そしてそれは役に立ちましたか？　あなたの気分は変わりましたか？　どうして気分が良くなったのですか？　考え方は変わりましたか？　現実エクスポージャーの練習は，どのくらいすることができましたか？　あなたは，他には何に取り組む必要があり

ますか？　これは大事なことですが，この治療を受けてみようかなと思っている親しい誰かにあなたはどんなアドバイスをしますか？

　私たちが治療してきた人の多くが，他人を信頼することができるようになったことだけでなく，自分自身を（再び，あるいは初めて）信頼することができるようになったことにも驚きます。私たちはいくつかの意味で，これこそがこの治療のすべてであると思っています。つまり，自分に自信を持てるようになること，人生が投げかけてくるさまざまな問題も自分の力で扱うことができると信じられるようになることです。

　おめでとうございます！　この治療を終えたあなた自身を強く強く誇りに思ってください。私たちはそれがどんなに大変なことか，そしてあなたがどんなにがんばってやり遂げたかを知っています。もし，この本，この治療，私たちの経験が，あなたの回復の道程に役立ったならば，光栄に思います。

**　あなたに幸運がありますよう，人生の旅が安全でありますよう。**
**　あなたのこれからの人生を，自分への信頼を持って歩んでください。**

監訳者あとがき
―恐怖を安心に変えるために―

　本書で紹介されている持続エクスポージャー療法は，現在のところ，PTSD に対する有効性が十分に確立されている唯一の治療法である（米国学術会議報告書，国際トラウマティックストレス学会ガイドラインなどによる）。日本でも私たちが行ったランダム化割り付け試験で有効な結果が出されている。対照群と比較して有害事象の増加も見られなかった。不安を喚起する治療法なので患者に苦痛を与えるのではないかと思われがちだが，患者が最初から抱いているトラウマ性の不安を治療の中で受け止め，それを軽減させるのであって，新しく不安を作り出すわけではない。実際に，不安を話すことができてよかったと喜ばれる場合がほとんどである。もちろんそうした治療が可能になるためには，なぜ不安に目を向けなくてはならないのかを事前によく説明し，また治療の中での進歩を常に振り返りながら，治療同盟を強化していく必要がある。このワークブックは患者の視点に立って治療の仕組みをわかりやすく解説し，患者が自分で治療の進歩を振り返ることができるように作られている。このワークブックの出版によって，この治療法がますます患者にとってなじみやすいものとなり，広まっていくことを願っている。

2012 年 5 月

金　吉晴

索　引

【英　語】

posttraumatic stress disorder
　（PTSD）
　→外傷後ストレス障害（PTSD）
prolonged exposure therapy（PE）
　→持続エクスポージャー療法
　　（PE）
Subjective Units of Discomfort
　（SUDS）　　49, 57, 59, 60, 72,
　83, 95, 97, 103

【日本語】

あ行

悪夢　　40
アルコール　　18, 44
アルコホーリクス・アノニマス
　18
アンダー・エンゲージメント　　86
怒り　　42, 90
依存　　18
一時的な悪化　　22
イライラ　　42
エクスポージャー　　3, 33
オーバー・エンゲージメント　　86,
　87, 88
落ち込む　　43
落ち度　　42

か行

外傷後ストレス障害（PTSD）　　1,
　15, 16, 27
　——症状　　81
階層表　　83
回避　　20, 26, 41, 45, 50, 54, 81, 84
覚醒が高まった状態　　40
過呼吸　　31
記憶　　16, 17
危険　　28
危険性　　17
虐待　　17
恐怖　　39, 48
恐怖構造　　6, 82, 85
苦痛以外の否定的な情動　　81
苦痛の主観的評価点数（SUDS）
　→ Subjective Units of
　　Discomfort（SUDS）
馴化　　46, 70, 84
継続的なトラウマ体験　　66
現在形　　85
現実エクスポージャー　　4, 7, 12,
　13, 25, 27, 33, 37, 44, 47, 55
　——の階層表　　82, 103
　——の宿題　　56, 57, 58, 84
　——のための不安階層表　　51
　——の有効性　　9
効果的なエクスポージャー　　89
呼吸再調整法　　4, 11, 30, 31

呼吸によるリラクセーション　11
コントロールできない　44

さ行

再体験症状　67
再発　102
自己イメージ　43
自殺　16
自傷行為　16
自然の回復過程　15
持続エクスポージャー療法（PE）
　　　3, 15, 33, 106
自分が悪い　42
自分を責める　42
住環境　19
修正　83, 88
宿題　11, 13, 32, 38, 93
情動処理理論　4
情動的関わり　82, 86
心理教育　4
スキル　102
性的関係　44
世界に対する見方　43
セッション　11
全般的な不安　9
想像エクスポージャー　4, 7, 11,
　　　12, 17, 25, 27, 33, 65, 67, 101
想像エクスポージャーの処理　98

た行

戦うか逃げるかの反応（ファイト・
　　　オア・フライト反応）　41
脱落率　20
誰も信じられなくなる　43
治療の原理　11

治療プログラム　11
治療薬　10
トラウマ　3
トラウマ記憶　17, 34, 66, 67
　　——に立ち戻る　72
　　——を処理していく　67, 68
トラウマ体験　3, 15, 16, 17, 21, 40
トラウマへの接近法　104
トラウマ面接　29

な行

嘆き悲しむ　43
ナルコティクス・アノニマス　18
慣れ　34, 95
認知行動療法　10

は行

不安　39
複数回起こったトラウマ体験　66
フラッシュバック　29, 40
フリーズ（凍りつき）　41
暴力　17
ホットスポット　13, 96, 98

ま〜ら行

麻痺　41, 86
薬物　18, 44
抑うつ　9, 16
よく見られるトラウマ反応　12,
　　　37, 38
乱用　18
リスト　37, 50
リラックス　30
労働環境　19
録音　11, 31

監訳者略歴

小西聖子
　精神科医，医学博士，臨床心理士。
　1988年　筑波大学医学専門学群卒業
　1992年　筑波大学医学研究科博士課程修了
　1993年　東京医科歯科大学難治疾患研究所にて犯罪被害者支援，トラウマの心理的ケアに従事
　1997年　警察庁長官より表彰（ペルー大使館公邸人質占拠事件での医療活動に対して）
　1999年　武蔵野大学人間関係学部，大学院人間社会専攻教授（臨床心理学）
　2012年　武蔵野大学人間科学部大学院人間学専攻教授（現職）
著書：『犯罪被害者の心の傷　増補改訂版』（白水社，2006），『犯罪被害者のメンタルヘルス』（編著／誠信書房，2008）など多数。

金　吉晴
　精神科医，医学博士。
　1984年　京都大学医学部卒業
　1990年　国立精神・神経センター精神保健研究所研究員
　1995年　ロンドン精神医学研究所在外研究
　1997年　厚生大臣より表彰（ペルー大使館公邸人質占拠事件での医療活動に対して）
　2002年　独立行政法人国立精神・神経医療研究センター精神保健研究所成人精神保健研究部長／災害時こころの情報支援センター長（現職）
著書：『心的トラウマの理解とケア改訂版』（編著／じほう社，2006），『PTSD薬物療法アルゴリズム』（英語版作製委員，共訳／メディカルフロントインターナショナル，2007）など多数。

訳者略歴

本田りえ
　武蔵野大学大学院人間社会・文化研究科博士課程修了。博士（学術）。2011年より武蔵野大学非常勤講師。

石丸径一郎
　東京大学大学院教育学研究科博士課程修了。博士（教育学）。2011年より東京大学大学院教育学研究科講師。

寺島　瞳
　筑波大学大学院人間総合科学研究科博士課程修了。博士（心理学）。2008年より筑波大学人間総合科学研究科（現人間系）助教。

著者略歴

バーバラ・O・ロスバウム博士（Barbara O Rothbaum, Ph.D.）
　エモリー大学医学部精神医学・行動科学科の精神医学の教授，エモリー大学におけるトラウマおよび不安からの回復プログラムの責任者。情動障害〔特に不安や外傷後ストレス障害（PTSD）〕の患者の治療に関する研究を専門とする。米国心理専門家委員会が認定する行動心理学資格を取得し，国際トラウマティック・ストレス学会の前会長を務めた。心理的障害の治療にバーチャルリアリティ（仮想現実）を利用した第一人者。

エドナ・B・フォア博士（Edna B. Foa, Ph.D.）
　ペンシルヴァニア大学医学部の精神科臨床心理学の教授，不安治療研究センター所長。不安障害の精神病理学と治療について研究を行い，特に強迫性障害（OCD），PTSD，社会恐怖が専門。世界でトップクラスのエキスパートの1人である。

エリザベス・A・ヘンブリー博士（Erizabeth A Hembree, Ph.D.）
　ペンシルヴァニア大学医学部の精神科臨床心理学の准教授，不安治療研究センターにおけるトレーニングおよびレイプ・犯罪被害者プログラムの責任者。主な関心および研究テーマはPTSDに対する認知行動療法の研究と普及。国際的な講演や数多くのワークショップで，持続エクスポージャー療法（PE）について指導している。

PTSDの持続エクスポージャー療法ワークブック
－トラウマ体験からあなたの人生を取り戻すために－

2012年7月14日　初版第1刷発行
2023年5月27日　初版第3刷発行

著　者	バーバラ・O・ロスバウム，エドナ・B・フォア，エリザベス・A・ヘンブリー
監訳者	小西聖子，金　吉晴
訳　者	本田りえ，石丸径一郎，寺島　瞳
発行者	石澤雄司
発行所	株式会社 星和書店

東京都杉並区上高井戸1-2-5　〒168-0074
電話　03（3329）0031（営業）／03（3329）0033（編集）
Fax　03（5374）7186（営業）／03（5374）7185（編集）
http://www.seiwa-pb.co.jp

©2012　星和書店　　Printed in Japan　　ISBN978-4-7911-0811-4

・本書に掲載する著作物の複製権・翻訳権・上映権・譲渡権・公衆送信権（送信可能化権を含む）は（株）星和書店が保有します。
・JCOPY〈（社）出版者著作権管理機構 委託出版物〉
本書の無断複製は著作権法上での例外を除き禁じられています。複製される場合は，そのつど事前に（社）出版者著作権管理機構（電話03-5244-5088, FAX 03-5244-5089, e-mail：info@jcopy.or.jp）の許諾を得てください。

PTSDの
持続エクスポージャー療法

トラウマ体験の情動処理のために

［著］エドナ・B・フォア、エリザベス・A・ヘンブリー、
バーバラ・O・ロスバウム
［監訳］金 吉晴、小西聖子

A5判　212頁　定価：本体3,400円+税

本書はペンシルバニア大学のフォア教授らによる、持続エクスポージャー療法（PE）の解説書である。日本のPTSD治療にも大きな影響を与えるPEは「開かれた」治療として応用可能性が高く、現在エビデンスのあるPTSDの治療法の中で最良とされる。治療者・患者それぞれにとって、何を目標として何を行っているかがわかりやすく、工夫がしやすい。本書に示されている治療原理は、PTSD患者に関わる臨床家にとって貴重な示唆に富む。

◆主な目次

治療者のための基本的情報／トラウマ体験者の治療における評価方法と注意／セッション 1／セッション 2／セッション 3／中間セッション／最終セッション／患者に応じた問題の予測と治療の修正：効果的な情動的関わりの促進

発行：星和書店　http://www.seiwa-pb.co.jp

青年期PTSDの
持続エクスポージャー療法

治療者マニュアル

［著］E・B・フォア、K・R・クレストマン、
　　　E・ギルボア＝シェヒトマン
［訳］金吉晴、中島聡美、小林由季、大滝涼子

A5判　288頁　定価：本体3,500円+税

本書は、PTSDの治療に極めて有効な治療法であることが知られている持続エクスポージャー療法(PE)を、10代のPTSD患者にあわせて改良を加えた治療マニュアルである。13歳から18歳までの青年期を対象としたPEの効果的な進め方を解説しているが、若年者のみでなく、様々な特性をもった成人に対しても、治療を工夫し、柔軟に対応するための多くの示唆を与えてくれる。若年者の治療を専門としていない臨床家にとっても、本書を学ぶことで成人のPEについて感じていた疑問のいくつかが氷解することであろう。患者用ワークブック（別売）と併せ、臨床で大いに活用したい1冊である。

◆主な目次

治療者のための入門／トラウマ体験を持つ青年の評価方法と、治療の留意点／動機づけ面接モジュール(任意)／ケースマネジメントモジュール／治療原理モジュール／情報収集モジュール／よく見られるトラウマ反応モジュール／現実生活での実験モジュール／記憶をくわしく語るモジュール／最悪の瞬間モジュール／再発防止モジュール／最終セッションモジュール／ひとりひとりに対応して治療を調整する／付録

発行：星和書店　http://www.seiwa-pb.co.jp

青年期PTSDの持続エクスポージャー療法
10代のためのワークブック

［著］K・R・クレストマン、E・ギルボア＝シェヒトマン、E・B・フォア
［訳］金吉晴、小林由季、大滝涼子、大塚佳代
B5判　132頁　定価：本体1,500円+税

本書は、10代の人たちがどんな生活をし、どんなことをする傾向があるのかを考えたうえで、PTSDの治療に極めて有効な治療法であることが知られている持続エクスポージャー療法（PE）を、10代のPTSD患者にあわせて改良を加えた治療のためのワークブックである。強いショックや恐怖によるトラウマで、本来の自分を見失ったり、苦しみが続いている10代の人たちのための治療に極めて有効である。治療者用マニュアル（別売）との併用が効果的。

◆主な目次

どんな治療でしょうか／この治療法はあなたに向いているでしょうか／治療の準備をしましょう／治療を始めましょう／よく見られるトラウマ反応／現実生活での実験／記憶をくわしく語ってみましょう／最悪の瞬間／再発を防止しましょう／治療を締めくくりましょう
【付録】「現実生活での実験：ステップ・バイ・ステップ」記録用紙／「現実生活での実験」記録用紙／「記憶をくわしく語る」記録用紙／「最悪の瞬間をくわしく語る」記録用紙

発行：星和書店　http://www.seiwa-pb.co.jp

児童期虐待を生き延びた人々の治療
中断された人生のための精神療法

[著] メリレーヌ・クロアトル, 他
[監訳] 金吉晴
B5判　376頁　定価：本体3,600円+税

児童期より様々な虐待を受け、援助を受けず成人後にメンタルヘルスの問題を来した人々のためのトラウマ治療はどうしたらよいか。これら虐待サバイバーのために著者が実践する新しい治療法を紹介

トラウマと身体
センサリーモーター・サイコセラピー（SP）の理論と実践
―マインドフルネスにもとづくトラウマセラピー―

[著] パット・オグデン, ケクニ・ミントン, クレア・ペイン
[監訳] 太田茂行
A5判　528頁　定価：本体5,600円+税

心身の相関を重視し、身体感覚や身体の動きにはたらきかけるマインドフルネスを活用した最新のトラウマセラピーの理論的基礎から、臨床の技法まで、事例も盛り込みながら包括的に描きだす。

発行：星和書店　http://www.seiwa-pb.co.jp

複雑性PTSD
生き残ることから生き抜くことへ

［著］ピート・ウォーカー
［訳］牧野有可里，池島良子
A5判　372頁　定価：本体3,600円+税

心理療法士で自身も複雑性PTSDの当事者である著者が、トラウマを癒すための多種多様なセラピーに加え、癒しをサポートするツールボックスを紹介。複雑性PTSDの苦しみを和らげ、心穏やかに過ごす方法を学ぶ一冊。

身体に閉じ込められたトラウマ
ソマティック・エクスペリエンシングによる最新のトラウマ・ケア

［著］ピーター・A・ラヴィーン
［訳］池島良子，西村もゆ子，福井義一，牧野有可里
A5判　464頁　定価：本体3,500円+税

からだの気づきを用いた画期的なトラウマ・ケアとして注目を集めているソマティック・エクスペリエンシングの創始者ラヴィーンによる初めての理論的解説書。読者をトラウマ治療の核心に導く。

発行：星和書店　http://www.seiwa-pb.co.jp